C·H·Beck
PAPERBACK

Dagmar Pauli

SIZE ZERO

Essstörungen verstehen,
erkennen und behandeln

C.H.Beck

Mit 48 Abbildungen und 4 Tabellen

Originalausgabe

Satz: C.H.Beck.Media.Solutions, Nördlingen
Druck und Bindung: Druckerei C.H.Beck, Nördlingen
Umschlaggestaltung: Geviert, Grafik & Typografie, Andrea Hollerieth
Umschlagabbildung: © Elena Ryzhova/EyeEm
Gedruckt auf säurefreiem, alterungsbeständigem Papier
(hergestellt aus chlorfrei gebleichtem Zellstoff)
ISBN 978 3 406 72667 5
Printed in Germany

www.chbeck.de

Für alle, die schön sind, ohne es zu wissen ...

Inhalt

Vorwort

Eines Tages wollte ich mich nicht mehr damit abfinden, als Therapeutin immer wieder die gleichen Geschichten zu hören. Von Mädchen und Jungen, die aus der Diät in die Magersucht kippen. Weil sie sich nicht schön finden, sondern «zu fett». Weil sie sich für ihre Körperformen abgrundtief schämen. Weil sie beschlossen haben, endlich beliebt und begehrt zu werden, indem sie abnehmen. Um sich dann in einer tödlichen Essstörung wiederzufinden. Einer Essstörung, die sie zunächst mögen und gegen alle Widerstände verteidigen. Die ihnen die Lösung aller Probleme verheißt. Und die sie dann alleine nicht mehr loswerden können. Eine Essstörung, die ihr ganzes Leben ruinieren kann.

Es war der Tag, als mich eine schöne junge Frau von einem Plakat anlächelte, das für Schönheitsoperationen der Brust warb. «Meine Dinger, mein Ding». So lautete ihr Slogan und sie war eindeutig glücklich und selbstbewusst. Und dennoch wollte sie sich die Brust zurechtoperieren lassen, so ganz wie es ihr passte. Das war die Botschaft, mit der die Jugendlichen bombardiert wurden, direkt vor unserem Klinikeingang. Jugendliche, denen ich helfen sollte, selbstbewusst und gesund zu werden. Das war der Tag, an dem mir der Kragen platzte.

Der Tag, an dem ich beschlossen habe, ein Buch zu schreiben. Ein Buch, das sich nicht nur an Fachleute wendet und die Methoden für die Behandlung beschreibt. Kein reines Fachbuch, sondern ein engagiertes Buch. Ein Buch, das die Hintergründe unseres Schönheitswahns beleuchtet. Ein Buch, das sich auch an die Eltern wendet. Besorgte Eltern. Eltern, die sich fragen, warum ihr Kind in die Essstörung geraten ist. Eltern, die sich fragen, was sie falsch gemacht haben. Die sich selbst die Schuld dafür geben und die ich gerne entlasten würde mit Fragen, die ich an die Gesellschaft und an die Politik stelle: Was tun wir, damit unsere Kinder nicht mehr dem Schlankheitswahn erliegen? Wie wollen wir gesellschaftliche Tendenzen eindämmen, die unserer Jugend nachweislich schaden? Investieren wir genug in die Prävention?

Das Buch richtet sich aber auch an die Betroffenen selbst. Junge Menschen, die sich im Werden des Körpers und der Seele befinden. Junge Menschen, die Selbstzweifel haben und sich nach Bestätigung sehnen. Deren Gehirne von klein auf mit Bildern zugekleistert wurden von superdünnen Stars und Models. Jugendliche, die in einer Welt von «guten und schlechten Fettsäuren» aufgewachsen sind und deren Mütter sich bereits mit Diäten aller Art beschäftigt haben. Das Buch prangert die gesellschaftlichen Hintergründe der Essstörung an. Angehörige und Betroffene sollen Essstörungen frühzeitig erkennen, damit sie im Keim erstickt werden können. Gleichzeitig werden die Wege aus der Essstörung aufgezeigt und die Möglichkeiten für die Essstörungsbehandlung erklärt.

Ein Buch, das sich sowohl gegen den Magerwahn richtet als auch Behandlungen aufzeigt? Ein Buch, das sowohl für Laien als auch für Fachleute interessant ist? Der Anspruch ist hoch. Aber wie sollen wir die Wurzeln der Essstörungen erkennen und dagegen ankämpfen, wenn wir nicht an einem Strang ziehen? Wenn wir nicht, ausgestattet mit den gleichen Fakten und Informationen, dem Grundübel zu Leibe rücken? Wenn die Betroffenen gegen ihre Familien und die Behandler kämpfen anstatt gemeinsam gegen die Essstörung und deren gesellschaftliche Ursachen?

Wenn die Essstörung im Anmarsch ist, genügt unter Umständen die plötzliche Einsicht und Umkehr der Betroffenen selbst, das beherzte Eingreifen von Eltern oder die Unterstützung durch eine Freundin oder den Partner. Wenn die Essstörung bereits da ist, dann brauchen die Betroffenen und ihre Familien Hilfe von Fachpersonal. Das rechtzeitige Erkennen und die frühzeitige fachgerechte Behandlung von Essstörungen verbessern die Prognose. In der Behandlung der Essstörungen geht es darum, die Betroffenen zur Mitarbeit zu motivieren. Sie müssen wissen, dass das angestrebte Schlankheitsideal kein Lebensziel ist, das sie glücklich machen wird. Eltern müssen erfahren, dass sie nicht schuld an der Essstörung ihrer Kinder sind, sondern ihren Teil zur Gesundung beitragen können.

Essstörungen junger Menschen entstehen auf dem Nährboden der gesellschaftlichen Essstörung. Es ist wichtig, dass wir unsere

Scham über gesunde Körperformen überwinden. Es ist wichtig, dass wir in Zukunft nicht nur Essstörungen behandeln, sondern auch verhindern.

Wenn dieses Buch einen Beitrag dazu leisten kann, dann macht mich das glücklich.

Zürich, im Juni 2018 Dagmar Pauli

TEIL 1

Phänomenologie der Essstörung I: Die essgestörte Gesellschaft

1. Warum wir verlernt haben, normale Körperformen schön zu finden

Während Jahrtausenden galt der wohlgeformte, ausladende weibliche Körper als Zeichen der Fruchtbarkeit und somit als schön. Die Schönheitsideale wechselten zwar, jedoch galten Formen wie breite Hüften, ein vorgewölbter Bauch und gerundete Brüste in den meisten Epochen und Kulturen als begehrenswert. Ungesunde Körperideale sind nichts Neues. Im alten China mussten sich junge Frauen ihre Füße bis zur Verkrüppelung abbinden, da der Lotosfuß den Höhepunkt erotischer Anziehungskraft darstellte. Während einiger Jahrhunderte zwängten sich westliche Frauen für groteske Wespentaillen in Korsette. Schlankheit kam immer wieder in Mode, wobei jedoch meist ein ansehnlicher Bauch und wohlgeformte feste Brüste dazugehören sollten. Wer an einer Kulturgeschichte der Körperideale interessiert ist, findet dazu eine Vielzahl von Studien und Büchern. Diese befassen sich nicht nur mit der Entwicklung der Schönheitsideale, sondern auch mit der Frage, welche Gründe Kulturen unterschiedlicher Entwicklungsstufen haben, füllige oder eher schlanke Körperformen zu bevorzugen.[1] Ein sehr schlankes Körperideal wurde erst in Epochen mit Nahrungsmittelüberfluss möglich. Der Wohlstand moderner Gesellschaften bildet den Nährboden, auf dem Essstörungen ihre große Verbreitung finden.[2]

Aber wie konnte es dazu kommen, dass wir heute derart festgefahrene schlankheitsfixierte Körperideale haben? Dass ganze Generationen junger Frauen sich einen Körper im Grunde ohne

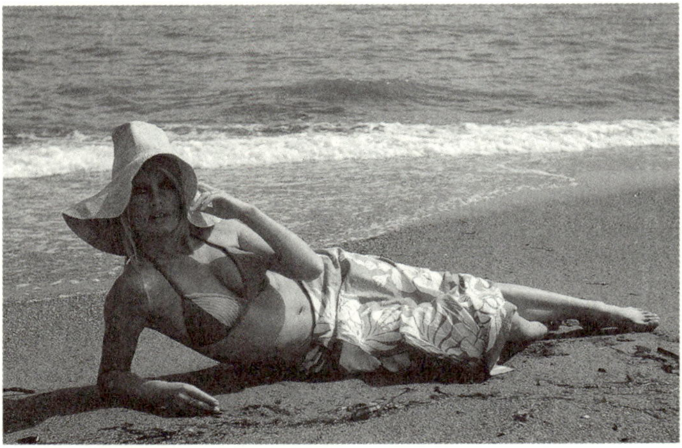

Abbildung 1: Brigitte Bardot – Model mit Formen

ausgeformte weibliche Rundungen wünschen? Dass sogar Untergewicht als erstrebenswert gilt?

Das Körperideal des 20. und beginnenden 21. Jahrhunderts hat sich in einzigartiger Weise in eine Richtung entwickelt, die sich von der natürlichen weiblichen Körperform entfernt hat. Bereits in den 1920er Jahren kamen schmale, androgyn wirkende Frauen in Mode, die sogenannten «Flappers». Sie sollten natürlich, jungenhaft und unabhängig wirken und sich nicht mehr in ein Korsett zwängen müssen. Stattdessen banden sich die Frauen die Brüste zurück und begannen mit Diäten, da ein flacher Busen und eine schlanke Figur mit schmaler Taille als schön galten. Den Höhepunkt erreichte dieses Schönheitsideal in Form eines regelrechten Schlankheitswahns aber erst seit der zweiten Hälfte des 20. Jahrhunderts.

Es begann mit Twiggy …

Die Frau als kleines Mädchen. Das war die Botschaft, die das erste Super-Mager-Model Ende der sechziger Jahre des letzten Jahrhunderts in die Welt aussendete. Twiggy, zu Deutsch «wie ein dünner

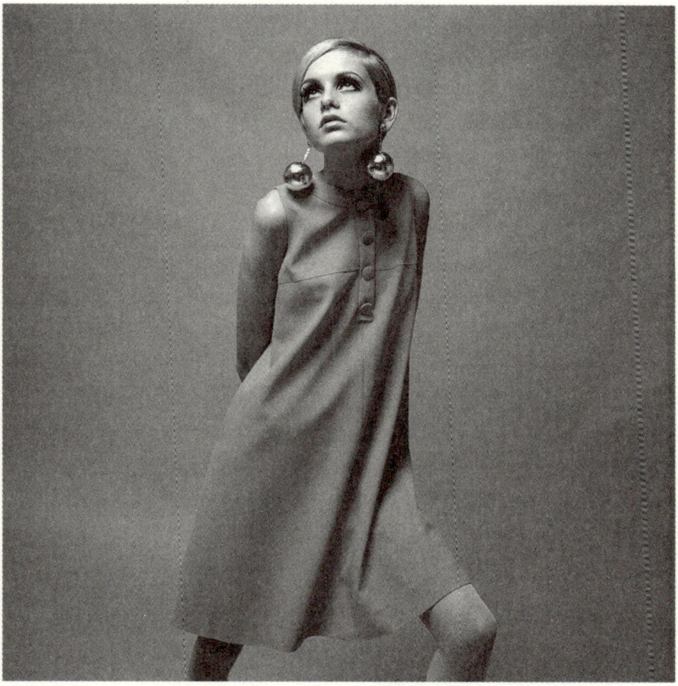

Abbildung 2: Twiggy – Kindfrau mit androgynem Körper und großen Augen

Zweig», weckt in uns das sogenannte Kindchenschema. So wie wir Kleinkinder und junge Tiere aufgrund ihrer großen Augen süß finden, so reagierte die Männerwelt begeistert auf den treuherzig-großäugigen Blick von Twiggy. Das nahm sich eine Generation von Frauen zum Vorbild. Sie schnitten sich die Haare kurz und versuchten mit Miniröckchen und Diäten einen kleinmädchenhaften androgynen Look zu erzeugen, der gegen die Natur der erwachsenen Frau steht. Weder ausladende Hüften noch eine üppige Brust galten weiterhin als erstrebenswert. Die weiblichen Formen von Brigitte Bardot, noch in den fünfziger Jahren und bis in die sechziger Jahre die am meisten fotografierte Frau der Welt, traten als Ideal seither immer mehr in den Hintergrund.

Was mich ärgert: dass gewissenlose Profiteure der Mode-, Werbe- und Fitnessindustrie sich das unerreichbare Schönheitsideal zunutze machen, es hegen und pflegen, um damit Geld zu verdienen. Das körperliche Wohlbefinden, das Gefühl, im eigenen Körper zu Hause zu sein und ihn zu mögen, ist ein essentielles und grundlegendes Bedürfnis des Menschen. Er wird alles tun und gerne auch sein Geld darin investieren, einen vermeintlichen Zustand von Schönheit und damit Zufriedenheit mit sich selbst und dem eigenen Aussehen zu erreichen. Auch Twiggy war eine Erfindung der Modeindustrie, die geniale Idee eines idealen Gesichts und Körpers der sechziger Jahre. Diana Vreeland, eine der einflussreichsten Modedesignerinnen und Chefredakteurin der Modezeitschrift *Vogue*, bezeichnete sie als das Bild des perfekten Körpers der damaligen Zeit. Modetrends werden erfunden, aufgegriffen und entwickeln sich zum Selbstläufer. Die Modeindustrie produziert, was wir gerne kaufen, und umgekehrt. Je unerreichbarer der Modetrend, desto mehr Geld für Kleider, Schönheitsprodukte und allenfalls Schönheitsoperationen muss investiert werden, um sich dem Ideal wenigstens anzunähern. Ein gutes Geschäft.

Was mich betrübt: dass wir uns da in etwas hineinmanövriert haben, aus dem wir kaum noch herauskommen.

Der Zweitgenerationen-Effekt

Frauen aus der Generation von Twiggy sind heute im Rentenalter. Jugendliche aus dieser Zeit wuchsen mit Diäten auf. Sie sind daran gewöhnt, einen Körper zu haben, der niemals dem Ideal der Kindfrau entsprechen kann. Viele von ihnen standen während ihres ganzen Erwachsenenlebens unter dem konstanten Gefühl, weniger essen zu sollen und gleichzeitig mehr essen zu wollen. Seit den siebziger Jahren ist Schlankheit ein allgegenwärtiges Thema, dem wir uns nicht entziehen können.

Die jungen Frauen dieser Dekaden sind heute selbst Mütter von jungen Frauen. Sie sind schlankheitsbewusst und lassen sich eine Einordnung als ältere Damen nicht so leicht gefallen. Sie möchten jung wirken und investieren einiges darin, in puncto Schlankheit und Schönheit mithalten zu können. Eine neue Generation selbstbewusster, häufig berufstätiger Mütter gemeinsam mit emanzipierten Vätern erzieht die heutigen Jugendlichen. Am Familientisch ist das gesunde und schlankheitsbewusste Essen ein Thema. Von klein auf hören die Kinder ihre Eltern darüber sprechen, wie diese schlank bleiben oder abnehmen können. Schlankheit, Diät, Fitness und Gesundheit sind selbstverständliche Ziele und dominierende Themen, mit denen diese Kinder aufwachsen. Das überschlanke Körperideal erscheint ihnen als ganz selbstverständlich, sie haben nie etwas anderes kennengelernt. Eine ganze Generation, die anfällig ist für den Magerwahn.

Junge Frauen vergleichen sich mit ihren Müttern mehr als je zuvor. Durch die Jugendlichkeit der älteren Generation werden Kleider getauscht und man geht gemeinsam shoppen. Während früher die Abgrenzung gegen die Eltern im Vordergrund stand, sind sich im Verlaufe der letzten Jahrzehnte die Generationen nähergekommen. Keine Revolution, kein Krieg, keine Umwälzung aller Werte wie in der 1968er-Bewegung trennt die heutigen Mütter und Väter von ihren Kindern. Junge Menschen unterscheiden sich heute in ihren politischen Meinungen und Wertvorstellungen, aber auch in ihren Hobbys, ihrer Kleidung und ihren musikalischen Vorlieben häufig kaum noch von ihren Eltern. Diese Entwicklung birgt Chancen für ein besseres Verständnis, gemeinsame Gespräche und familiäre Entwicklungen ohne größere Brüche. Sie geht aber auch mit Risiken einher.

Für einige junge Frauen entsteht ein großer Druck, wenn ihre Hüften sich im Laufe der Pubertätsentwicklung ausladender entwickeln und der Busen üppiger ist als bei der eigenen Mutter. Immer wieder habe ich in der Beratung mit jungen Frauen gesprochen, die ihren Körper mit der Mutter oder auch mit den Schwestern vergleichen. Nicht selten beginnt die Essstörung einer Jugendlichen mit einer gemeinsamen Diät innerhalb der Familie.

Die 16-jährige Lara wird von den Eltern in die Sprechstunde gebracht mit einer beginnenden Essstörung. Sie hat bereits 10 kg innerhalb von 11 Wochen verloren. Lara berichtet, dass sie sich schon immer sehr stark mit ihrer zwei Jahre jüngeren Schwester verglichen hat, die sie als hübscher und schlanker empfand als sich selbst. Beide fanden sich «pummelig». Die Mutter hatte in den Wechseljahren einige Kilogramm zugelegt und so beschlossen alle drei zusammen, eine kohlehydratarme Diät auszuprobieren. Nun ist Lara sehr stolz darauf, dass sie es als Einzige der Familie geschafft hat, die Diät durchzuhalten. Endlich ist sie mal die Erfolgreiche! Nun möchte sie auf keinen Fall, dass ihr diese Errungenschaft wieder genommen wird. Nachvollziehbar, dass sie sich zunächst stark gegen eine Behandlung wehrt. Sie möchte für ihren Erfolg anerkannt werden und ersehnt sich Bestätigung für ihre tolle dünne Figur.

Heißt das nun, dass Laras Mutter «schuld» ist an der Essstörung ihrer Tochter? Ohne Zweifel hat sie ein schlechtes Gewissen, als wir darüber sprechen, wie sich Laras Essstörung entwickelt hat. Als Therapeutin nehme ich klar dazu Stellung: Nicht die gemeinsame Diät mit der Mutter und Schwester hat die Essstörung erzeugt, diese war nur der Auslöser. Nein, Laras Mutter ist nicht «schuld», denn sie steht genau wie ihre Tochter unter dem Einfluss desselben Gesellschaftstrends, der Schlankheit als absolutes Muss propagiert und uns weismachen will, dass wir dieses Ziel am besten mit einer Diät erreichen können. Hier wird etwas auf der persönlichen Ebene als «Schuld» abgehandelt, das ein gesellschaftliches Problem ist und uns alle betrifft. Bereits vor der Diät befand sich bei Lara der Selbstwert im Keller, weil sie sich in ihrem Körper nicht wohlfühlte. Die Entstehung der Essstörung ist vielfältig und hängt nicht nur an dem einen Moment, an dem die Betroffenen mit der Diät beginnen (mehr zur Schuldfrage und zur Entstehung der Essstörung in Teil 2, Kapitel 10 und 11).

Der Zweitgenerationen-Effekt verstärkt den Schlankheitsdruck insofern, als es nicht mehr nur ein Modetrend der jungen Leute ist, dünn sein zu wollen – wie das zum Beispiel noch während der Minirockmode in den sechziger Jahren der Fall war. Heute ist es ein Ideal, mit dem die Eltern der jugendlichen Generation bereits aufgewachsen sind, welches sie verinnerlicht haben und an ihre Kinder weitergeben.

Was sind die Folgen für die jungen Mädchen? Nur ca. 20 bis 50% heutiger jungen Mädchen und Frauen – je nach Alter – sind mit dem eigenen Körper zufrieden. Immer jüngere Kinder, vor allem Mädchen, beschäftigen sich mit Diäten und ihrem Körper, ca. ein Viertel aller Mädchen ist aktuell auf Diät.[3,4] Nachweislich hat sich das Körpergefühl der jüngeren Generation in den letzten Jahrzehnten weiter verschlechtert. Die Kluft zwischen dem tatsächlichen Körpergewicht und dem Ideal nimmt zu, wobei die Körperunzufriedenheit zwar bei Jugendlichen mit Übergewicht hoch ist, aber auch bei normal- und untergewichtigen jungen Menschen immer häufiger wird.[5] Das Körpergefühl hängt ab vom Selbstwertgefühl. Jugendliche, die mehr Medienkonsum aufweisen, leiden unter einer größeren Unzufriedenheit mit ihrem Körper und haben ein niedrigeres Selbstwertgefühl in Bezug auf ihr Aussehen.[6,7] Jugendliche fühlen sich also häufig nicht dick, weil sie übergewichtig sind, sondern weil sie mit den falschen Idealen aufwachsen. Es gibt genügend Beweise dafür, dass das in unserer Kultur allgegenwärtige übertriebene Schlankheitsideal unsere Jugend unzufrieden mit sich selbst macht. Eine ganze Generation von jungen Frauen und immer mehr junge Männer, die ihren eigenen Körper nicht mögen und somit anfällig für Essstörungen werden! Natürlich entwickeln nicht alle mit ihrem Körper unzufriedenen jungen Menschen eine Essstörung. Diäten und das Gefühl, zu dick zu sein, zählen jedoch zu den größten Risikofaktoren für Essstörungen. In Deutschland zeigte eine Befragung, dass knapp 29% der Mädchen und 15,2% der Jungen bereits Symptome einer Essstörung aufweisen.[8] Ohnehin haben junge Menschen beiderlei Geschlechts eine deutlich geringere Lebenszufriedenheit, je schlechter sie sich in ihrem Körper fühlen – selbst wenn sie noch gar nicht von einer Essstörung betroffen sind.[9] Auch Jugendliche ohne klinische Essstörung sind also stark beeinträchtigt durch die Epidemie des schlechten Körpergefühls.

Noemi, 14 Jahre, ist todunglücklich. Sie kam früh in die Pubertät und trägt bereits Kleidergröße 38. Seit sie 11 Jahre alt ist, fühlt sie sich dick und unansehnlich. Von ihren Freundinnen hat sie über die Thigh Gap gehört und sich zuerst gar nicht getraut zuzugeben, dass sie nicht weiß, was das ist. Dann hat sie sich Bilder im Internet angeschaut und mit ihrem eigenen Spiegelbild verglichen. Nun weiß sie definitiv, was eine Thigh Gap ist und dass sie die nicht hat. Ihre Oberschenkel berühren sich dick und fett, wenn sie vor dem Spiegel steht. Auch der Bauch wölbt sich schrecklich vor, so dass sie ihn immer einziehen muss, wenn sie sitzt und ein enges T-Shirt anhat. Ins Schwimmbad hat sie sich diesen Sommer nicht mehr getraut, hat immer Ausreden erfunden. Jeden Tag nimmt sie sich vor, weniger zu essen, aber es klappt einfach nicht.

Mit welchen «Maßen» sich Mädchen auf Instagram & Co. herumquälen

Thigh Gap bedeutet zu Deutsch in etwa Oberschenkel-Lücke. Die Oberschenkel sollen so dünn sein, dass sie sich beim Stehen mit geschlossenen Beinen nicht berühren.

Bikini Bridge ist die Brücke, die entsteht, wenn durch extrem vorstehende Hüftknochen und einen flachen Bauch der Stoff des Bikinis nicht am Bauch anliegt.

Belly Button Challenge (zu Deutsch in etwa: Bauchnabel-Herausforderung) bedeutet, so dünn zu sein, dass man um den eigenen Körper herum an den Bauchnabel fassen kann.

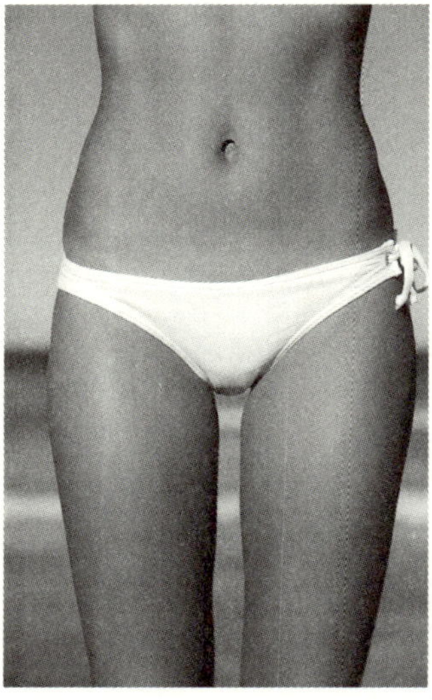

Abbildung 3: Thigh Gap

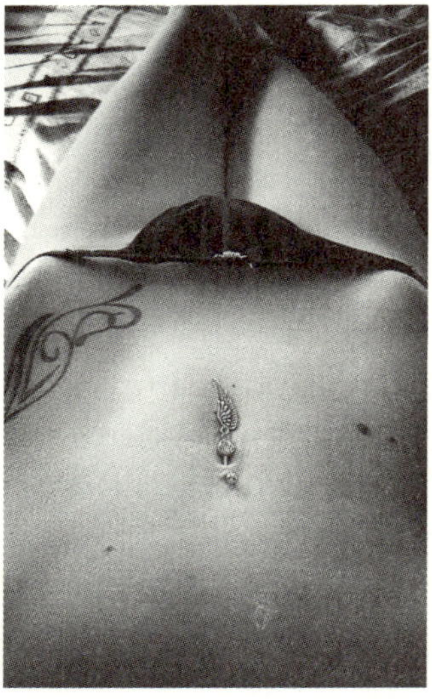

Abbildung 4: Bikini Bridge

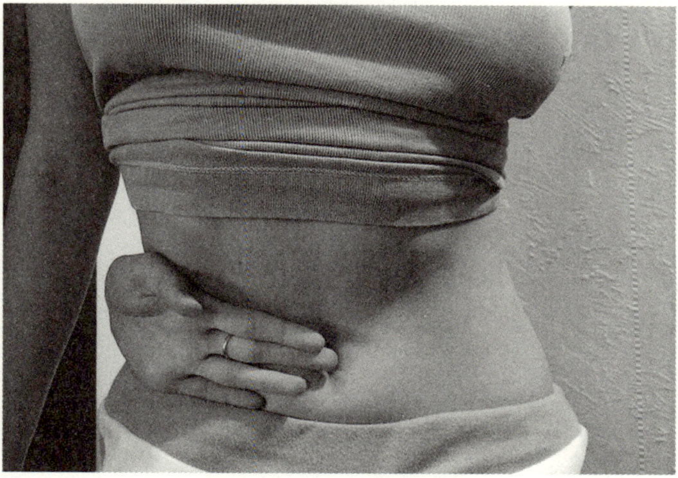

Abbildung 5: Belly Button Challenge

Wenn wir womöglich mit Schaum vor dem Mund über die Jugend und ihre Nutzung von Instagram diskutieren, dürfen wir eines nicht vergessen: Die Mädchen haben sich diese seltsamen Maße nicht selbst ausgedacht. Es sind die Verantwortlichen der Modeindustrie, die Models mit Thigh Gaps auf die Laufstege schicken und als Cover der Modemagazine ablichten, welche den jungen Mädchen als Vorbilder dienen.

Die Beeinflussung unserer Kinder beginnt aber bereits viel früher. Die Figur von Barbiepuppen mit Wespentaille und langen dünnen Beinen mit «Super Thigh Gap» bei gleichzeitig üppiger Brust – eine absurde anatomische Unmöglichkeit – bestimmte jahrzehntelang die Kinderzimmer. Im Jahr 2000 wurde sie abgelöst von einer nicht minder grotesken Twiggy-artigen Figur einer Kindfrau, deren Busen mädchenhaft verkleinert ist, während Wespentaille und Thigh Gap jedoch beibehalten wurden. Eine Studie mit 160 Mädchen zwischen 5 und 8 Jahren zeigte auf, dass sich bereits Kinder in diesem Alter durch Spielen mit Barbiepuppen zu einem schlankeren Schönheitsideal verleiten lassen.[10]

Erst 2014 erschien «Lammily», ein neuer Typ der Barbiepuppe, die sich den normalen Maßen junger Frauen annähert. Sie ist

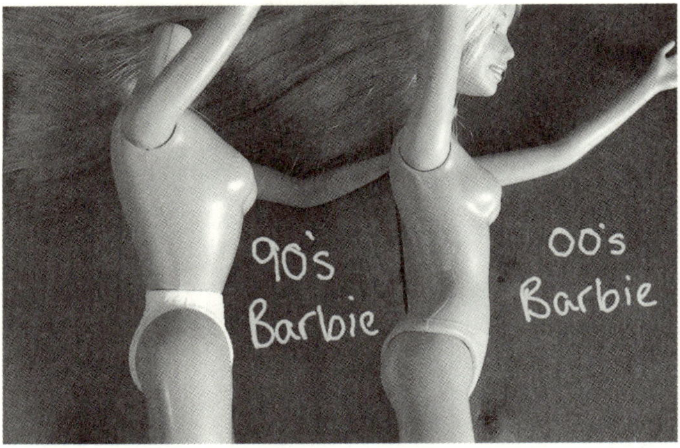

Abbildung 6: Veränderung des Barbie-Körpers in den 1990er und 2000er Dekaden

ungeschminkt und es gibt für sie normale Kleider zu kaufen. In einem Video[II] zeigt der Hersteller mittels einer Photoshop-Bearbeitung, welche Veränderungen vorgenommen werden müssten, damit Lammily der herkömmlichen Barbiepuppe gleicht, mit denen Generationen junger Frauen aufgewachsen sind.

Firmenchef Richard Dickson erklärte 2016, man wolle «mit der Zeit gehen». Das erscheint als reichlich späte Erkenntnis, da die Barbiefigur bereits seit ihrem Erscheinen in den sechziger Jahren des letzten Jahrhunderts immer wieder für ihren negativen Einfluss auf junge Mädchen kritisiert wurde. Vermuten lässt sich ein Zusammenhang mit rückgängigen Umsatzzahlen der Herstellerfirma Mattel in den letzten Jahren. Das Kaufverhalten kritischer Kunden, die als besorgte Eltern ihre Kinder im Grundschulalter nicht mehr mit den absurden Barbie-Idealen konfrontieren wollten, könnte demnach für das wenn auch späte Umlenken der Firma mit verantwortlich sein. Hier zeigt sich immerhin ein Gegentrend, der auf ein beginnendes Umdenken hindeutet. Eine Überarbeitung der übertrieben muskulösen Ken-Figur wurde bisher leider noch nicht in Aussicht gestellt.

Und was ist mit den Jungen?

Auch Jungen geraten in Bezug auf ihr Körperideal immer mehr unter Druck. Während das Thema des perfekten Körpers bis in die Anfänge dieses Jahrhunderts noch fast ausschließlich als Frauenthema behandelt wurde, haben Mode-, Fitnessindustrie und Werbung inzwischen auch den Markt der jungen Männer entdeckt. Der superschlanke, muskulöse Körper mit Waschbrettbauch dient als unerreichbares Ideal der heutigen Generation und lässt das Selbstwertgefühl von schmalbrüstigen und aknegeplagten Heranwachsenden in den Keller sinken. Durch Werbefotos wird ein für die große Mehrheit der männlichen Jugendlichen nicht erreichbares Ideal propagiert (siehe Abbildung 7). Der Vergleich führt zu Scham über den eigenen Körper und zu dem Versuch, sich mit den beworbenen Produkten dem Schönheits- und Sportlichkeitsideal anzunähern. Aktuelle Umfragen unter Jugendlichen zeigen auch bei Jungen ein erschreckendes Ausmaß an Problemen mit der Akzeptanz des eigenen Körpers. Nur noch ca. die Hälfte der männlichen Jugendlichen ist mit ihrem Körper weitgehend zufrieden.[12] Immer jünger beginnen sie mit ihrem Körper zu hadern und versuchen, ihre Muskeln und einen Waschbrettbauch im Fitnessstudio aufzubauen. Der Trend, Sport weniger aus Spaß an Spiel und Bewegung, sondern zum Zwecke der Körperoptimierung zu betreiben, erfasst die Kinder bereits ab der frühen Pubertät.

Der vieldiskutiere Adonis-Komplex stellt die Extremform der sogenannten «Muskelsucht» dar. Betroffene, meist Männer im jungen Erwachsenenalter, leiden unter einer Körperwahrnehmungsstörung, die man «Muskeldysmorphie» nennt. Sie sehen sich als schwächlich, selbst wenn sie ihre Muskeln bereits übermäßig auftrainiert haben. Hier zeigt sich eine Parallele zur Magersucht, bei der sich die Betroffenen im Spiegel als dick sehen, obwohl sie bereits grotesk abgemagert sind. Wie häufig durch übermäßiges Fitnesstraining ein ausgeprägter Adonis-Komplex entsteht, ist noch nicht erforscht. Noch sehen wir Betroffene selten in den Beratungsstellen, was jedoch auch damit zu tun hat, dass es für viele Männer ein Tabu darstellt, darüber zu sprechen. Besorgniserregend

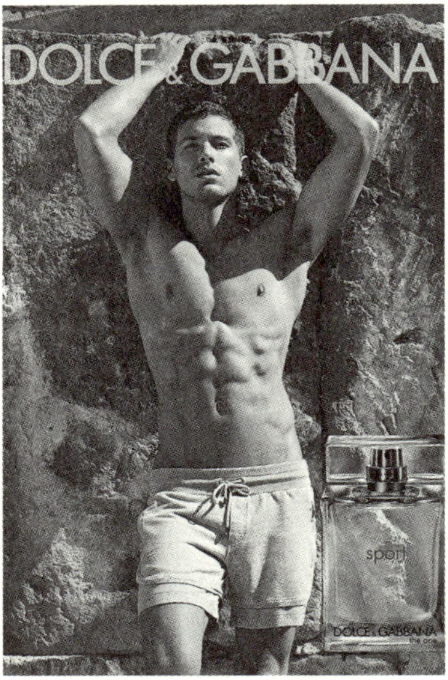

Abbildung 7: Unerreichbares Ideal für junge Männer

aus meiner Sicht sind die Auswirkungen auf eine ganze Generation von männlichen Jugendlichen. Sie wachsen in dem Gefühl auf, keine richtigen Männer zu sein, wenn sie nicht dem Adonis-Ideal entsprechen. In meiner Sprechstunde rate ich Eltern dazu, möglichst Sportarten mit Gemeinschaftsaspekt und Spaß an der Bewegung zu unterstützen. Ein zu frühes Fokussieren auf den Gesundheitsaspekt der sportlichen Betätigung, insbesondere zur Optimierung der Figur, ist für Heranwachsende fehl am Platz.

Was sollen Eltern tun, deren Sohn versucht, sein Selbstwertgefühl mit Muskeltraining aufzubessern?
Zunächst einmal sollen die Eltern das Gespräch suchen, um abschätzen zu können, ob das Training altersentsprechend durchgeführt wird. Ein übermäßiges Training mit Gewichten ist zum Beispiel beim noch nicht ausgewachsenen Jungenkörper eine zu große Belastung für die Gelenke. Wie bei vielen Aktivitäten ist alles eine Frage des Maßes. Dass der Sohn dazugehören und männlich sein will, ist nur allzu gut nachvollziehbar. Wenn an-

dere Aktivitäten vernachlässigt werden und das Training mehrmals pro Woche als reines Bodybuilding zum Zwang wird, sollten Grenzen gesetzt und andere Sportarten diskutiert werden. Was kann der Sohn gut, mit welchem Hobby kann das Selbstwert- und Körpergefühl aufgebaut werden? Hier können zum Beispiel Kampfsportarten wie Judo oder Karate oder auch Hip-Hop-Kurse eine gute Alternative zum reinen Muskeltraining darstellen.

Die Kehrseite der Medaille: Die Ablehnung übergewichtiger Menschen

Schlankheitsdruck und Werbung führen zu der Überzeugung, dass dicke Menschen selber schuld an ihrer Körperfülle seien. Wenn sie nur wollten, könnten sie abnehmen. Umfragen zeigen, dass Menschen mit Übergewicht regelrecht stigmatisiert werden. Die Liste der Vorurteile, die Menschen der westlichen Industrieländer mit Körperfülle verbinden, ist lang: Sie seien faul, dumm, wenig erfolgreich, willensschwach und undiszipliniert.[13] Dies beginnt bereits im Kindergarten. Übergewichtige Kinder sind die unbeliebtesten Spielkameraden und stark mit Vorurteilen über negative Charaktereigenschaften konfrontiert, die andere Kinder mit dem Dicksein verbinden. Dieser Effekt hat über die letzten Jahrzehnte noch deutlich zugenommen.[14] Die Betroffenen leiden demnach von klein auf unter einer starken Selbstablehnung. Neben dem Schlankheitswahn spielt auch der Machbarkeitsglaube der modernen Gesellschaft eine Rolle: Jeder ist seines Glückes Schmied, und nur wer sportlich und diszipliniert ist, kann sein Gewicht reduzieren. Die Faktenlage sieht anders aus: Diäten scheitern in aller Regel und schaden sogar. Und es kommt noch «dicker». Neuere Studien zeigen: Je stärker eine Person als Kind wegen ihres Dickseins abgelehnt wurde, desto mehr neigt sie zu kummerbedingtem Essen («Kummerspeck»: das sogenannte «Emotional Eating»). Und desto erfolgloser sind daher Diätversuche als Erwachsene.[15] In Kapitel 4 dieses Buches werden der gesellschaftliche Diätwahn und seine Folgen für die Betroffenen genauer unter die Lupe genommen.

Übergewichtige Menschen werden bereits als Kinder stark abgelehnt. Hierdurch neigen sie zu immer mehr «Kummerspeck» und sind als Erwachsene bei Diätversuchen erst recht erfolglos.

Was ist zu tun?

Nachdem wir erkannt haben, dass wir über die letzten Generationen hinweg nachhaltig die Fähigkeit verloren haben, normale Körperformen schön zu finden, stellt sich die Frage eines möglichen Auswegs aus dieser Misere. Einfaches Umdenken funktioniert nicht, weil wir die negative Bewertung fülliger Formen stark verinnerlicht haben. Unsere Vorlieben und Abneigungen in Bezug auf Körperformen sind einer vernünftigen Entscheidung für ein gesünderes Körperideal leider nicht zugänglich. Durch jahrzehntelange Beeinflussung hat unsere automatisierte Wahrnehmung sehr schnelle und fixe Bewertungen entwickelt, die füllige Körperformen ablehnen und als ungesund, zu dick und damit unansehnlich beurteilen.

Soll die Mode- und Schönheitsindustrie in die Pflicht genommen werden, andere Waren zu produzieren und gesündere Schönheitsideale zu promoten? Wie so oft im Leben ist die Wirklichkeit viel zu kompliziert für einfache Lösungen. Durch unsere Vorlieben beeinflussen wir ja die Schönheitsindustrie; wir bevorzugen Produkte, die durch dünne Models beworben werden, und möchten keine Models, die nicht unserem Ideal entsprechen. Dies zeigen die Verkaufszahlen sehr klar.

Die bewusste Veränderung von Schönheitsidealen innerhalb einer Kultur im Sinne einer Förderung der psychischen und körperlichen Gesundheit kommender Generationen wäre ein absolutes Novum. Bisher entwickelten sich Schönheitstrends mehr oder weniger zufällig im Sinne des allgemeinen Zeitgeistes und als Ausdruck komplexer gesellschaftlicher Zusammenhänge. Um ein Umdenken zu erreichen, braucht es zunächst eine möglichst breite Diskussion über Sinn und Unsinn von Schönheitsidealen und die gesellschaftlichen und menschlichen Kosten, die ungesunde Schönheitsideale mit sich bringen. Diese Diskussion über Schönheitsvorstellungen kann sich über unser Kaufverhalten auf Mode- und Werbeindustrie auswirken. Eine Werbekampagne mit normalgewichtigen Models müsste mit Umsatzsteigerungen belohnt werden.

Politische Gremien müssen Zeichen setzen, indem sie Rahmenbedingungen schaffen, die extremen Trends in Mode und Werbung Einhalt gebieten. Hierzu gehören Verbote von Models mit ungesundem Untergewicht bei Modeschauen sowie das Verbot von speziell auf Kinder und Jugendliche ausgerichteter Werbung für gesundheitsgefährdende Produkte im Nahrungsmittel- und Modebereich. Entscheidend sind zudem Schule und Elternhaus für die Vermittlung von medienkritischem Denken und gesundem Körpergefühl. Die nächsten Generationen müssen von uns etwas Neues erfahren über die Vielfältigkeit menschlicher Schönheit, den Genuss reichhaltigen Essens und die Freude am eigenen Körper.

In Kapitel 18 im dritten Teil dieses Buches werde ich näher darauf eingehen, mit welchen gesellschaftspolitischen Maßnahmen der gegenwärtige Schlankheits- und Diätwahn eingedämmt werden könnte.

2. Warum ich mich ständig ärgern muss über …

… Schaufensterpuppen, die keine Menstruation haben könnten

Wenn wir in den westlichen Industrieländern durch die Städte wandern, sehen wir keine normal geformten Frauen als Schaufensterpuppen. Gleichsam formlose androgyne Wesen dienen als Blickfang und sollen uns dazu animieren, die um sie herumschlotternden Kleidungsstücke, allesamt Größe XS, zu kaufen. Wir erinnern uns: Twiggy aus den sechziger Jahren, wie ein dünner Zweig – da ist sie wieder. Eine durchschnittliche junge Frau beim Kleiderkauf kämpft mit Selbstzweifeln: Steht mir dieser Pullover oder macht er mich dick? Welche Hosengröße passt? Sind die Hosen wieder zu lang, weil meine Beine zu kurz sind? Die Schaufensterpuppen suggerieren, dass der kurze Rock nur mit Beinen wie Streichhölzern gut aussieht, dass die Bluse nur über einen fast brustlosen knabenhaften Oberkörper gut fällt. An den Kleiderständern hängen viele Kleidungsstücke in Größen, die nur Untergewichtigen passen. Die Jugendliche mit der Größe Medium schämt sich dafür.

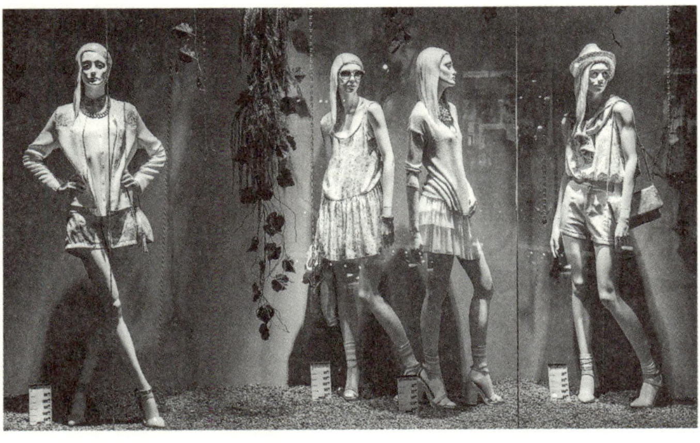

Abbildung 8: An solche Schaufensterpuppen sind wir gewöhnt …

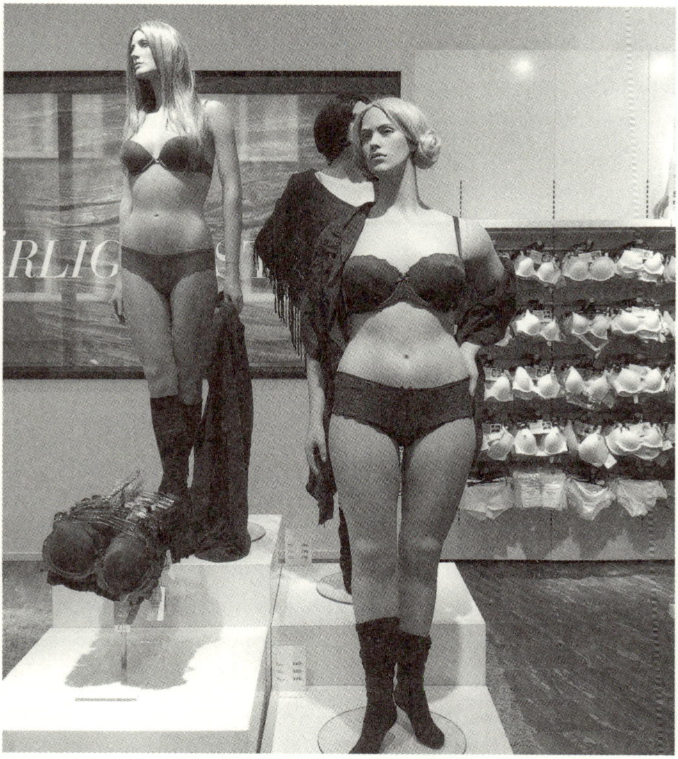

Abbildung 9: … an solche nicht: Normalgewichtige Schaufensterpuppe einer schwedischen Modekette, die durch ihre «Provokation» ein viraler Hit wurde

Wären diese Schaufensterpuppen echte Frauen, so müssten sie allesamt in einer Klinik für Essstörungen behandelt werden. Sie wären so untergewichtig, dass ein weiblicher Zyklus mit Menstruation ausgeschlossen und gesundheitliche Gefahren garantiert wären. Wir haben uns daran gewöhnt, dass die weiblich aussehende gebärfähige Frau offenbar nicht als Vorbild für junge Menschen zum Kleiderkauf dienen kann.

Auf einer Reise nach Ecuador wurde mir dieser Sachverhalt schlagartig bewusst, als ich die Schaufenster einer Einkaufsstraße in Quito betrachtete. Da sah ich doch tatsächlich Torsos von weiblichen Frauen mit ausladenden Hüften, Hintern und Brüsten in den Schaufenstern! Erwachsene gebärfähige Frauen als Blickfang und Vorbild! Erst durch den ungewohnten Blick auf diese Schaufensterpuppen mit normaler weiblicher Figur erkannte ich das Ausmaß der Verzerrung optischer Standards, dem auch ich erlegen war. Wir haben uns an den Blick auf magersüchtige Schaufensterpuppen wie in Abbildung 8 gewöhnt und finden diese attraktiv. Wie in aller Welt sollen wir unsere eigenen Körper schön finden? Wir sind derart an magersüchtige Schaufensterpuppen gewöhnt, dass normalgewichtige Versionen, wie von einer schwedischen Modekette lanciert, durch den ungewöhnlichen Anblick Irritationen bei uns hervorrufen (Abbildung 9).

... Sendungen, die systematisch den Selbstwert junger Frauen demontieren

Das Paradebeispiel für eine solche Sendung ist «Germany's next Topmodel», moderiert von Supermodel Heidi Klum. Das Perfide an dieser Sendung ist nicht nur, dass ein einseitiges Schönheitsideal in Gestalt einer langbeinigen, schmalhüftigen, flachbäuchigen und auf der ganzen Linie anpassungsfähigen Modepuppe zelebriert wird. Hinzu kommt, dass die jungen Frauen für jeden Schönheitsfehler und jede Schwäche von der Jury erbarmungslos kritisiert und bis zum Nervenzusammenbruch erniedrigt werden. Welche Botschaft wird den Jugendlichen damit vermittelt? Du musst schön sein, schön sein und nochmals schön. Und schön heißt vor allem: groß, dünn und langbeinig, denn den Rest kann man künstlich aufpeppen. Und du musst alles tun, was man von dir verlangt, musst dich anpassen und erniedrigen, musst die übelste Kritik einstecken, ohne dich zu wehren, dann wirst du erfolgreich sein!

Junge Mädchen versichern mir regelmäßig, dass sie sich davon keinesfalls beeinflussen lassen würden. Die typische Aussage lautet: «Ich nehme das gar nicht ernst, ich mache mich mit meinen Freundinnen darüber lustig.» So wie wir ja alle den Eindruck haben, wir würden uns von Werbung nicht beeinflussen lassen. Leider eine Illusion.

Tatsache ist, dass wir alle durch Werbung und Jugendliche sehr wohl durch «Germany's next Topmodel» beeinflussbar sind – ohne es bewusst zu registrieren. Eine Studie von *Bravo* ergab, dass die Körperzufriedenheit junger Mädchen in Deutschland in den Jahren 2006 bis 2009 deutlich abgenommen hat.[16] Während 2006 noch 68% mit ihrem Körper weitgehend zufrieden waren, bestätigten dies 2009 nur noch 48%. Da es sich um einen sehr kurzen Zeitraum handelte, wurde die Frage aufgeworfen, ob dies mit der Einführung der Sendung «Germany's next Topmodel» im Jahr 2006 zu tun haben könnte. Eine repräsentative Studie des Internationalen Zentralinstituts für Jugend- und Bildungsfernsehen untersuchte daraufhin systematisch die Auswirkungen der Sendung «Germany's next Topmodel» auf junge Mädchen in Deutschland und kam zu erstaunlichen Ergebnissen: Die Mädchen gaben bereits ab dem Alter von zehn Jahren zu über 60% an, sich zu dick zu fühlen. Bei den siebzehnjährigen Mädchen waren es sogar knapp 80%. Der Anteil der Zwölf- bis Neunzehnjährigen, die sich zu dick finden, ist bei den Vielseherinnen der Sendung «Germany's next Topmodel» statistisch gesehen signifikant höher als bei denjenigen, die die Sendung nicht oder selten schauen – unabhängig vom tatsächlichen Körpergewicht. Bei untergewichtigen Mädchen, die die Sendung schauen, zeigte sich der Gedanke, zu dick zu sein, sogar fünfmal so häufig wie bei denjenigen untergewichtigen Mädchen, die die Sendung nicht schauen. Besonders gefährdet scheinen also Mädchen zu sein, die sich bereits an der Schwelle zur Essstörung befinden und deren Wahrnehmungsstörung durch die Klum'sche Gehirnwäsche Bestätigung findet.

Das Wort «Gehirnwäsche» ist keinesfalls übertrieben, wie konkrete Beispiel aus den Einzelinterviews der Studie zeigen. In der Staffel 2013 beispielsweise wird die Kandidatin Marie von einem Jurymitglied schwer dafür beschimpft, dass sie in einem Restaurant Pommes frites bestellt, obwohl es dort doch «supergeilen Salat» und «supergeilen Fisch» gebe. Sie isst die Pommes frites trotzdem – eine inszenierte Verweigerung. Im anschließenden Fotoshooting wird sie von Heidi Klum als Versagerin gebrandmarkt, indem diese Marie anschreit: «Bauch, Bauch! Lass den Bauch nicht so raushängen!» Diese Inszenierungen werden von den zusehenden Mädchen nicht als solche erkannt, sondern ernst genommen und in die Selbstbewertung integriert. Mehrere der befragten Mädchen mit Essstörungen beschrieben in den Interviews diese Szene als bedeutsamen Auslöser für ihre Erkrankung.[17]

Erschüttert hat mich das Beispiel der jungen Melina, die ich im Alter von 16 Jahren kennenlernte. Sie wurde von ihren Eltern begleitet, die sich Sorgen machten, weil sie im WC wiederholt Spuren von Erbrochenem gefunden hatten. Melina war entrüstet darüber, dass die Eltern sie zu einem Gespräch bei mir gezwungen hatten. Ein bildhübsches Gesicht, groß gewachsen und überschlank, wirkte sie zu Beginn des Gesprächs abweisend, kühl und souverän. Intelligent, sowohl schulisch als auch sozial erfolgreich, war sie immer der Stolz ihrer Eltern gewesen. Seit sie 14 war, hatte sie sich für eine Model-Karriere interessiert und war bereits bei verschiedenen Agenturen registriert. Sie hatte – wie viele andere Mädchen ihres Alters – vor dem Spiegel geübt, nach dem Vorbild der Models aus der Sendung «Germany's next Topmodel» zu laufen. Tatsächlich war sie von einer Agentur bereits mehrfach für Fotoshootings aufgeboten worden. Im letzten Jahr wurde ihr jedoch mitgeteilt, dass sie einige Kilos abnehmen müsse, wenn sie in die Kategorie der erwachsenen Models aufgenommen werden wolle. Das damalige Gewicht war 56 kg bei einer Größe von 172 cm! Ein Teufelskreis von Diät und Versagen begann. Bis sie schließlich auf die Idee kam, das Gewicht durch regelmäßiges Erbrechen zu kontrollieren. Als Melina mir dies schilderte, spürte ich ihre Verzweiflung. Sie gab sich selbst die Schuld, das Ziel von 50 kg nicht ohne Essstörung erreicht zu haben. Am Schluss des Gespräches weinte sie und gestand, dass sie bereits seit mehreren Monaten täglich erbrach und unter massiven Essattacken litt.

Melina ist kein Einzelfall. In der oben beschriebenen Studie wurden insgesamt 248 junge Mädchen und Frauen retrospektiv darüber befragt, welchen Einfluss Fernsehsendungen auf die Entstehung ihrer Essstörung hatten. Drei Viertel aller Befragten gaben an, dass es Fernsehsendungen mit starkem Einfluss gegeben habe, am häufigsten wurde von 39% aller Erkrankten spontan die Sendung «Germany's next Topmodel» als stark einflussreich genannt. Weitere genannte Sendungen waren «Extrem schön» und «Extrem schwer», Kochsendungen und amerikanische Serien.[18]

Brauchen wir noch mehr Beweise, dass Sendungen wie diese Jugendliche beeinträchtigen können?

Sollen Eltern ihren Töchtern demnach verbieten, Sendungen wie «Germany's next Topmodel» zu schauen?
Geht das überhaupt? Selbst Mutter von zwei Töchtern und einem Sohn, heute im jungen Erwachsenenalter, war auch ich mit dieser Frage konfrontiert. Um ehrlich zu sein: Ich habe meinen Töchtern im Teenageralter diese Sendung nicht verboten und beide haben sie mit wechselnder Begeisterung über einige Staffeln hinweg geschaut. Stattdessen habe ich eine ganze Staffel gemeinsam mit beiden Töchtern angesehen, um die schräge Faszination dieser Welt näher kennenzulernen. Kritische Kommentare meinerseits über die vermittelten Schönheitsideale oder das Verhalten von Heidi Klum während des Fernsehabends wurden von meinen Töchtern wenig geschätzt («Du verdirbst uns ja den Spaß!»). Ich musste erkennen, dass sie solche Bemerkungen nur als Abwertung ihrer eigenen Interessen erlebten. Die Diskussionen der Mädchen untereinander am Frühstückstisch fanden mehrheitlich auf dem Niveau der Pausenhofgespräche statt («Hat Gisèle sich mit ihren Zickereien nun völlig ins Abseits manövriert oder wird sie trotzdem weiterkommen?»). Dennoch war ich froh über diesen Einblick in die Welt meiner Töchter und hoffte, dass meine kritische, aber nicht abwertende Haltung Spuren hinterlassen würde.

Eltern sollen jüngere Kinder vor einem zu frühen Einfluss solcher Sendungen bewahren. Die oben genannte Studie des Zentralinstituts für Jugend- und Bildungsfernsehen zeigt, dass «Germany's next Topmodel» von 60 bis 80% der Zehn- bis Dreizehnjährigen angeschaut wird. Bereits bei siebenjährigen Mädchen liegt der Anteil derjenigen, welche die Sendung schon gesehen haben, bei über 25%. Für die vorpubertäre Altersgruppe ist die Sendung definitiv ungeeignet und Eltern sollten sich nicht beeindrucken lassen von Argumenten ihrer Kinder («Alle anderen dürfen es auch schauen ...»). Bei Teenagern gibt es für die Frage der Verbote keine eindeutige Antwort. Ein

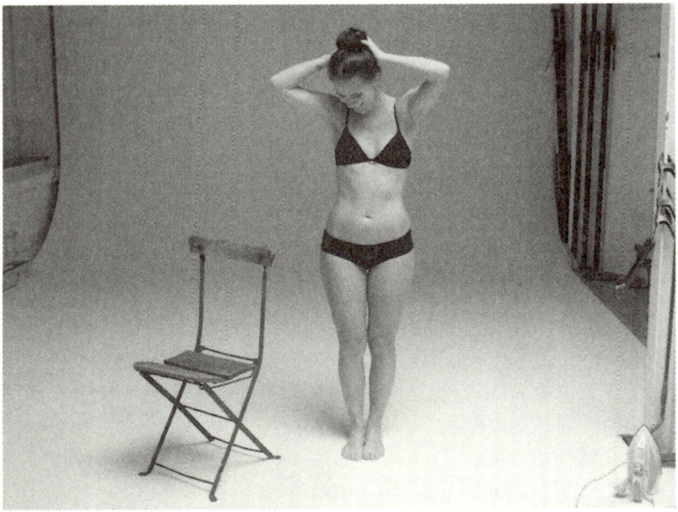

Abbildung 10 a: unbearbeitet

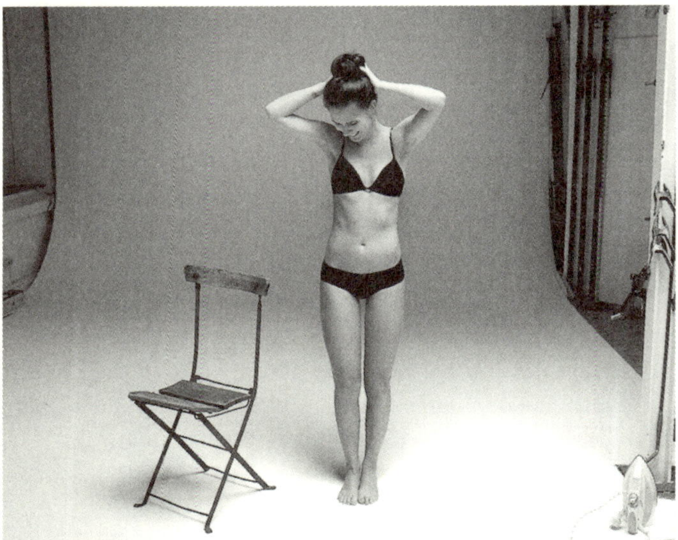

Abbildung 10 b: bearbeitet
Die bekannte Fitness-Bloggerin Louisa Dellert entlarvt Photoshop und künstliche Posen auf sozialen Plattformen.

unkontrolliertes und unbeachtetes Erlauben des Konsums solcher Sendungen ist meiner Ansicht nach ebenso falsch wie eine völlig unkritische Teilnahme und geteilte Begeisterung. Wichtig ist es, den Jugendlichen eine medienkritische Haltung vorzuleben und dem Konsum auch hinsichtlich der spätabendlichen Ausstrahlungen altersentsprechende Grenzen zu setzen.

Während des Castings für die 13. Staffel von «Germany's next Topmodel» formierte sich auf Instagram eine Gegenbewegung junger Mädchen und Frauen, die unter dem Hashtag #NotHeidisGirl Bilder von sich posteten. Dazu hielten sie Schilder, auf denen ihre kritische Meinung zu Heidis Schönheitsidealen und der Welt der Topmodels zu lesen war. Immerhin zeigte sich hier eine gewisse Auflehnung eines Teils der jüngeren Generation gegen das aktuelle Schönheitsdiktat.

Auch einige Stars, wie die Fitness-Bloggerin Louisa Dellert, haben innerhalb der Kampagne *Body-Positivity* auf Instagram und Facebook die Illusion der üblichen Bilder entlarvt, die den eigenen Körper nur in einer vorteilhaften und mit Photoshop bearbeiteten Version zeigen (Abbildung 10a und 10b).

... Models, denen die Kleider um den Leib schlottern

In den letzten Dekaden hat sich die Körperform von Models und jungen weiblichen Filmstars immer weiter von der Realität der Durchschnittsfrau entfernt. In den achtziger Jahren gab es absurde Entwicklungen in Richtung extrem schlanker Taillen mit unrealistisch großen Brüsten, ganz im Barbiepuppen-Stil, repräsentiert zum Beispiel durch Pamela Anderson – nicht immer auf natürlichem Wege zu erreichen. Die operative Brustvergrößerung wurde als lukrativer Markt entdeckt, insbesondere auf dem amerikanischen Kontinent, aber zunehmend auch in Europa. Nur wenige Jahre später entstand der bis heute in Werbung und Musikindustrie wirksame Trend des «waif look» (was auf Deutsch in etwa bedeuten würde: verwahrlostes Aussehen) und «heroin chic» (also

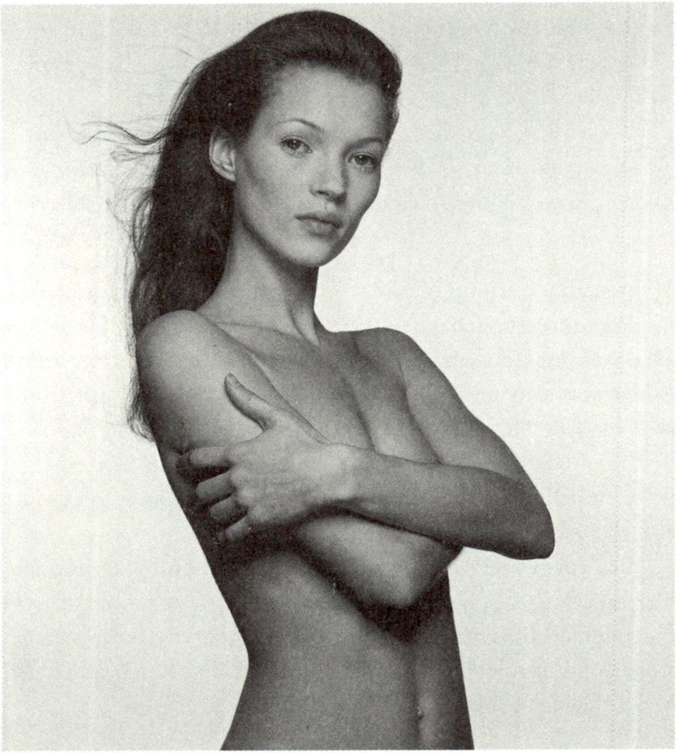

Abbildung 11: Kate Moss – Ikone der Modewelt und schwer untergewichtig

der «Chic» eines schwer drogensüchtigen Menschen!). Mit blassen, extrem schmalen und krank wirkenden weiblichen und männlichen Models wurde ein neuer Trend geschaffen, der das krankhafte Untergewicht als Ideal propagierte. Ikonen der Modewelt wie Kate Moss kultivierten dieses blasse, untergewichtige, androgyne und leicht krankhaft-verwahrloste Aussehen. Erinnern wir uns: Twiggy, wie ein dünner Zweig – erneut taucht sie in Gestalt dieser androgynen und leicht krankhaften Models der achtziger und neunziger Jahre wieder auf. Dieser Trend setzt sich bis heute bei Laufsteg-Models und auf Werbeplakaten durch und hat das Körperideal des 21. Jahrhunderts nachhaltig beeinflusst.

Der Body-Mass-Index (BMI) wird folgendermaßen berechnet:

Gewicht, geteilt durch die Größe im Quadrat (Näheres zu den Normwerten siehe Teil 3, Kapitel 7). Zum Vergleich: Der BMI von Kate Moss liegt bei 16, wobei eine klinische Magersucht bereits bei einem BMI von unter 17,5 diagnostiziert wird! Ein Model hat heute je nach Land und Branche einen idealen BMI zwischen 16 und 18. Wehe jedoch, wenn die junge Frau nur wenige Kilogramm weiter abnimmt! Sogleich wird sie in denselben Zeitschriften als magersüchtig verdammt, die sie zuvor als Schönheit und Erfolgsmodel verehrt haben. Der Grat zwischen Ideal und Absturz in die klinische Magersucht ist absurd schmal. Die Modewelt reagiert nur mit kurzlebiger Betroffenheit, wenn es Krankheits- oder sogar Todesfälle unter den jungen Models gibt – wie im Jahr 2006 bei dem brasilianischen Model Ana Carolina Reston, die sich mit 46 Kilogramm bei 174 Zentimeter Körpergröße zu dick fühlte und mit einem Gewicht von 40 Kilogramm verstarb. Nur in wenigen Ländern wie Spanien und Frankreich sind bisher Konsequenzen gezogen worden, indem ein Mindest-BMI für Models festgelegt wurde.

Wie Photoshop unser Körpergefühl verändert und die Schönheitschirurgen reich macht

Vor gut 25 Jahren begann der Siegeszug der digitalen Bildbearbeitung mit der Entwicklung des Programmes Photoshop. Von nun an waren der bildlichen Veränderung des menschlichen Körpers in Richtung des herrschenden Schönheitsideals keine Grenzen mehr gesetzt. Seither hat sich eine völlig unrealistische Vorstellung von Körperdesign in den Köpfen festgesetzt. Insbesondere der weibliche Körper mit makelloser Haut, flachem Bauch, möglichst fettfreien Oberschenkeln und Hüften, schmaler Taille und wohlgeformten oder nach Belieben für die aktuell jüngere Generation auch kleinen flachen Brüsten wird auf den Bildern künstlich erzeugt und hat mit der Realität der abgebildeten Menschen kaum noch etwas zu tun.

Ein weltweiter Anstieg von Schönheitsoperationen wie Brustvergrößerung und Fettabsaugen an Bauch und Oberschenkeln geht mit dieser Entwicklung einher. Über 50000 Frauen lassen sich in Deutschland jährlich die Brust vergrößern. Eine Umfrage beim Fachärzteverband der ästhetischen Chirurgen ergab einen Anstieg um 9% von 2014 auf 2015. Die Gesamtzahl der Schönheitsoperationen pro Jahr wird in Deutschland auf ca. 9000 geschätzt, die genaue Zahl ist nicht bekannt. Weltweit liegt die aktuelle Schätzung bei ca. 1,4 Millionen Schönheitsoperationen pro Jahr. Wenn die Zahlen pro Kopf der Bevölkerung gerechnet werden, liegt die Schweiz weltweit an der Spitze, gefolgt von Griechenland, Südkorea, Italien und Brasilien. Der Körper als Designobjekt? Machbarkeitswahn des 21. Jahrhunderts, ausgelebt in Form der Erschaffung des eigenen perfekten Körpers? Ein gutes Körpergefühl als Einkaufsware?

Fabienne, die mit 14 Jahren bereits ins Untergewicht gerutscht ist, berichtet mir von ihrem schlechten Körpergefühl: «Der Bauch wölbt sich schrecklich vor und die Oberschenkel sind zu dick. Es stört mich, wenn sie so fett auf dem Stuhl aufliegen, wenn ich sitze. Beim Oberkörper sehe ich schon, dass ich dünn bin. Dort sollte man keine Rippen sehen. Auch die Schultern sind so mager und ich hätte auch gerne mehr Muskeln an den Oberarmen, ohne dass sie dicker wären. Dass die Brüste klein sind, stört mich nicht. Wenn ich an Schaufenstern vorbeilaufe, muss ich immer nachkontrollieren, ob es plump oder fett aussieht. Meine Handknöchel sind viel zu breit und auch das Becken. Hier finde ich es gut, wenn die Beckenknochen möglichst vorstehen. Ich hasse mein Gesicht, das viel zu rund ist. Die Wangenknochen sollten mehr vorstehen und das Kinn ist viel zu breit.»

Solche Schilderungen betrüben mich sehr, wenn ich ein eigentlich bildhübsches, aber abgemagertes Häufchen Elend vor mir sitzen sehe, voller Angst, dass ich sie überzeugen könnte, «wieder so fett zu werden wie früher». Die Unmenge an Details, die kritisch angeschaut und abgewertet werden, ist eine Folge unserer Vorstellung eines perfekt aus optimierten Einzelteilen zusammengesetzten Körpers. Fabienne hat keine Vorstellung von sich selbst als liebenswerte junge Frau, deren Körper und Seele eine wertvolle und in sich schöne Einheit bilden. Wie so viele Jugendliche hängt sie ihren Selbstwert so gut wie ausschließlich am Äußeren auf. Sie muss erst lernen, ihre eigenen wertvollen Eigenschaften und ihre Schönheit in Körper und Persönlichkeit zu entdecken. Natürlich versuche ich in einer längeren Therapie, gemeinsam mit Fabienne an ihrem Selbstwertgefühl zu arbeiten und ihr zu helfen, sich selbst zu akzeptieren und zu mögen. Aber: Hat sie sich denn diese Schönheitsideale selbst ausgedacht? Müssen wir nicht die Ursachen des gesellschaftlichen Trends erkennen und beseitigen, der Fabienne in diese verzweifelte Lage gebracht hat?

Wer definiert eigentlich Plus Size?

Die Models der neueren Generation stehen unter einem massiven Druck, insbesondere durch das Gewichtsziel im deutlichen Untergewichtsbereich. Viele von ihnen entwickeln Essstörungen. Karolin Wolter, ein siebzehnjähriges Mädchen aus dem schwäbischen Dorf Rosenfeld («ein Dorf mit 600 Menschen und 4000 Kühen»), bewarb sich bei verschiedenen Agenturen und startete als Model schon im Jahr 2009 in New York richtig durch. Ein Märchen, das die kühnsten Model-Träume deutscher Mädchen befeuerte! Sie schilderte ihren Leidensweg als Model 2012 in einem Aufsatz in dem Magazin *I love you*. Mit 53 Kilogramm bei 181 Zentimeter Körpergröße wurde sie von den Modeagenten in New York als zu dick befunden, und es wurde von ihr verlangt, weiter abzunehmen. Sie entwickelte eine Essstörung, konnte nicht mehr zwischen Hunger und Sättigung unterscheiden, wusste überhaupt nicht mehr, was sie noch essen durfte. Nachdem sie gemerkt hatte, dass ihr Körper nicht mehr mitmachte und sie sich an einem psychischen Tiefpunkt befand, verabschiedete sie sich zunächst von New York und kehrte nach Deutschland zurück. Sie nahm auf ihr natürliches Gewicht von 63 Kilogramm zu, das sie auch vor ihrer Modelkarriere gehabt hatte. Mit einem BMI von 19,2 nun normalgewichtig, fasste sie im Modelgeschäft wieder Fuß, wurde aber nur noch als «Plus Size Model» akzeptiert. Sie selbst hat ein positives Verhältnis zu diesem Begriff, da sie sich als «Plus Size» viel glücklicher und natürlicher fühle. Bedenklicherweise freute sie sich dennoch darüber, dass sie wieder einige Kilogramm verlor, nachdem ihr natürliches Hunger- und Sättigungsgefühl zurückgekehrt

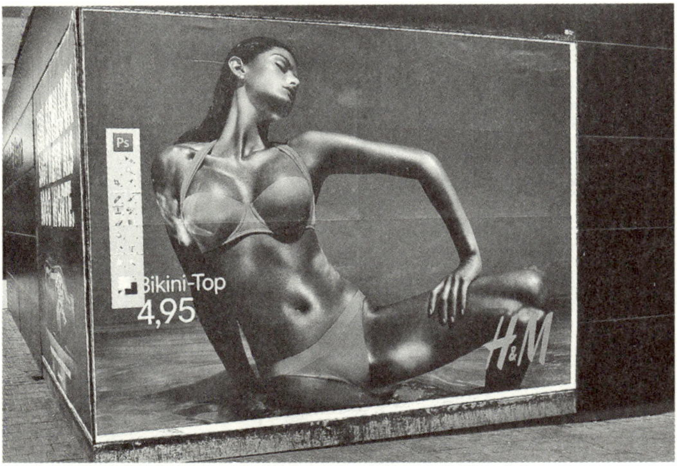

Abbildung 12: Der «ideale» Frauenkörper – Photoshop macht's möglich

war – womit sie vermutlich erneut in die Nähe des untergewichtigen Bereichs geriet. Wie kann es sein, dass eine junge Frau im unteren Bereich des Normalgewichts nur unter der Bezeichnung «Plus Size» als Model auf den Laufsteg darf? Tatsache ist, dass sich die Definition von Plus Size parallel zum BMI der superschlanken Models kontinuierlich nach unten bewegt. Frauen mit den am häufigsten getragenen Kleidergrößen zwischen 36 und 40 zählen dazu. Sind wir alle Plus Size?

Plus Size gehört auf den Müllhaufen der Modegeschichte. Ziel muss eine Verbreiterung der Schönheitsideale sein, ohne Definition einer «Plus Size». Warum laufen nicht Models verschiedener Körpergröße und -form über die Laufstege und vermitteln den Frauen in aller Welt, dass Schönheit nicht Gleichheit, sondern Vielfalt bedeutet? Mein Vorschlag wären «All-Size»-Modeschauen, an denen Kleider für Menschen verschiedenster Körperfülle und Körpermaße gezeigt werden.

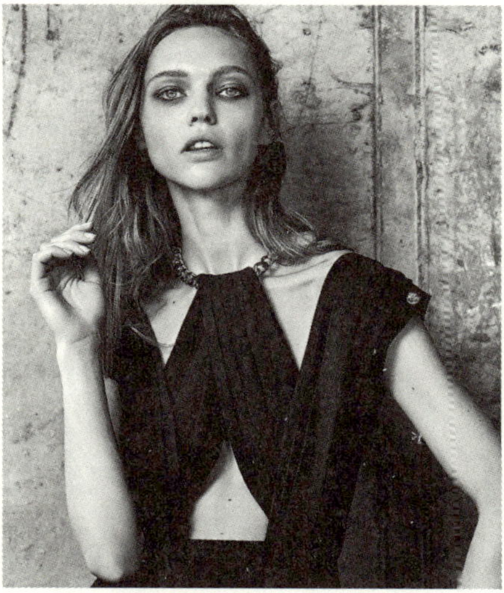

Abbildung 13:
«Heroin-Chic» in der
Werbefotografie

... *Werbung, die uns krank macht*

Nicht nur die Models der Laufstege, sondern auch die allgegenwärtigen Werbefotos zelebrieren krank machende Ideale. Zur Illustration werfen wir einen Blick auf typische Werbebilder, die stereotypische krank machende Schönheitsideale befeuern, indem sie ungesunde Körperformen kultivieren. Meist werden, wie auf dem Werbefoto auf Abbildung 12 ersichtlich, junge Frauen mit sehr flachem Bauch und schmalen Oberschenkeln gezeigt, die dennoch eine beachtliche Oberweite haben – Maße, wie sie bei natürlichen Frauenkörpern nicht vorkommen.

Auch der bereits thematisierte «Heroin-Chic» wird in der Werbefotografie genutzt, um ein dünnes und krankhaftes Aussehen als Ideal hinzustellen. Hier werden wie im Beispiel von Abbildung 13 sogar die Augenringe betont, um den Effekt zu verstärken.

Die Werber gehen teilweise so weit, ihre Models als quasi form- und geschlechtslose Wesen mit eingefallenen Wangen, vorstehenden Knochen und traurigem Blick darzustellen (Abbildung 13 und 14).

Aktuell hat das Modelabel Saint Laurent eine Werbekampagne

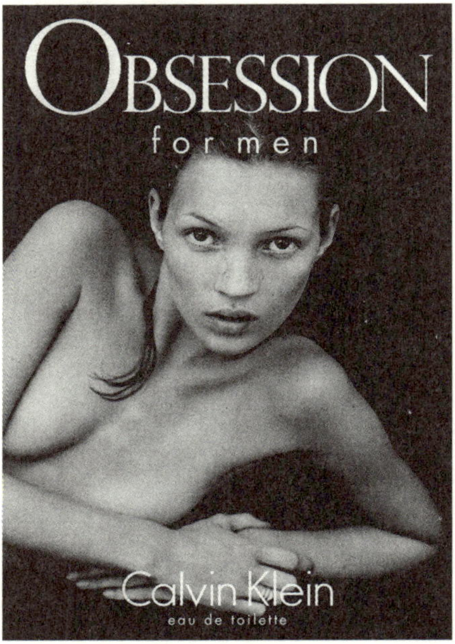

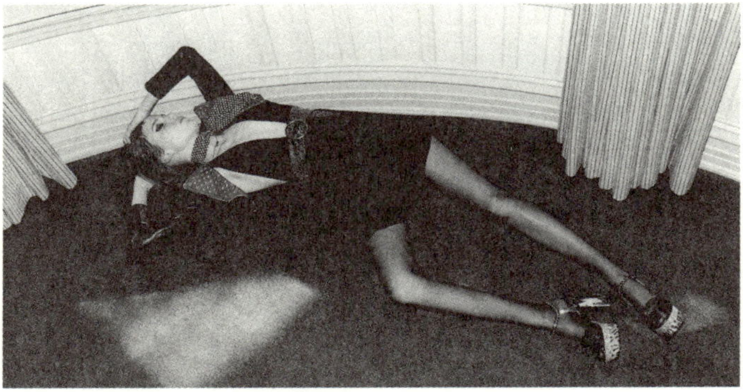

Abbildungen 14 und 15: Werbefotografien mit Models ohne Körperformen

mit Magermodels gestartet, die große Kritik auf sich zieht und als sexistisch gebrandmarkt wird (Abbildung 15). Eltern, deren Kinder so aussehen, haben allen Grund, sich große Sorgen zu machen!

Leider gibt es kaum Werbekampagnen von größerer Verbreitung, welche einen Gegentrend zu setzen versuchen. Die Dove-

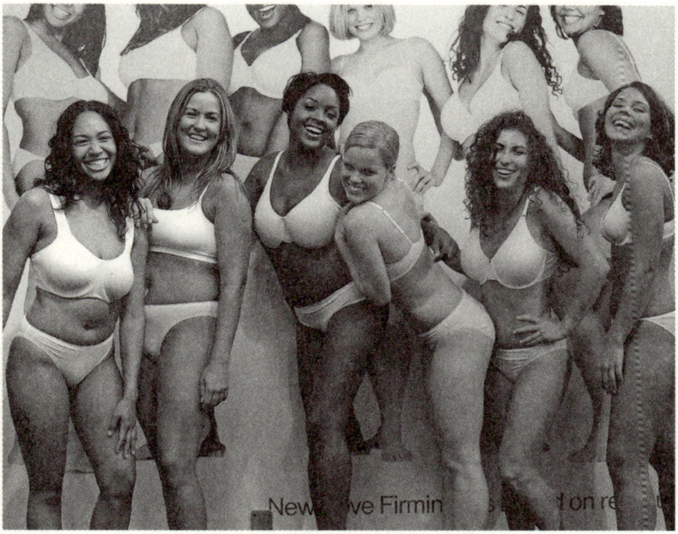

Abbildung 16: Die bekannte Dove-Kampagne zur Förderung gesünderer Schönheitsideale

Kampagne im Jahr 2012 war ein Beispiel, das jedoch bisher nicht viele Nachahmer fand. Nicht zuletzt, weil sich eine nachhaltig umsatzsteigernde Wirkung nicht beweisen ließ. Kosmetikfirmen sind nun mal leider keine Wohltätigkeitsvereine. Wenn wir die Bilder anschauen, bemerken wir an unserer eigenen Reaktion die Irritation über «normale» Frauen auf Werbeplakaten. Wir sind diesen Anblick einfach nicht gewohnt. Obwohl sehr viele Frauen sich spontan positiv über die Kampagne äußerten, führte dies nicht dazu, dass Dove-Produkte vermehrt gekauft wurden. Ohne es uns selbst einzugestehen oder überhaupt zu bemerken, fühlen wir uns von superschlanken Models mehr zum Kauf animiert als von Frauen, die so aussehen wie wir selbst!

... immer jüngere Kinder, die mit Prävention gegen Übergewicht geplagt werden

Übergewicht gilt als Übel der modernen Zivilisation und ist weltweit auf dem Vormarsch. Unbestritten kommt daher der Adipositas-Prävention eine hohe Bedeutung für die Gesundheitsförderung in heutigen Gesellschaften zu. 60% der Erwachsenen und 15% aller Kinder in Deutschland sind übergewichtig. Der stetige Anstieg der Anzahl der Übergewichtigen innerhalb der letzten Jahrzehnte ist allerdings seit einigen Jahren bei den Kindern zum Stillstand gekommen.

Wann soll mit Präventionsbemühungen begonnen werden und welche Art der Prävention ist wirksam? Die meisten Ansätze zur Adipositas-Prävention zielen auf das Verhalten der einzelnen Personen ab, obwohl der Einfluss solcher Maßnahmen begrenzt ist. Wie die Forschung zeigt, lassen sich Ernährungsgewohnheiten und Bewegungsverhalten der Menschen allein durch Aufklärungskampagnen kaum beeinflussen. Bei Jugendlichen ist Adipositas-Prävention vor allem wirksam, wenn sie einen sogenannten ganzheitlichen Ansatz verfolgt. Dabei müssen Informationen über Ernährung eingebettet sein in den Aufbau und die Erhaltung eines gesunden Ess- und Bewegungsverhaltens im Alltag, gekoppelt mit der Förderung sozialer Aktivität und des Selbstwertgefühls. Einseitige Informationen über die Nahrungspyramide und den Nährstoffgehalt von Esswaren sind unwirksam für die Verhütung von Übergewicht und können sogar die Entstehung von Essstörungen begünstigen. Leider wurde dies in der Adipositas-Prävention der letzten Jahre nicht immer beachtet. Besonders negative Beispiele sind Plakatkampagnen gegen Übergewicht, welche Adipositas stigmatisieren.

Im Übereifer, junge Kinder früh über die in Nahrungsmitteln enthaltenen Kalorien aufzuklären, entwickelte eine Schweizer Präventionsorganisation zusammen mit einer Universität ein Kartenspiel für Grundschulkinder. Auf den Karten befinden sich jeweils ein Nahrungsmittel und dazu die Angaben, wie viele Kalorien enthalten sind und wie lange man dafür eine sportliche Aktivität durchführen muss. So erfahren die Kinder, dass sie sogar 8 Minuten laufen müssen, um die 32 Kalorien einer Karotte abzuarbeiten. Eine katastrophale Information für Grundschulkinder! Von Spaß am Essen und Genuss keine Rede. Solche Präventionsansätze schießen am Ziel vorbei und richten bei den Kindern mehr Schaden als Nutzen an. Es zeigt sich dabei einmal mehr, dass ein gesellschaftliches Problem auf die individuelle Ebene verschoben wird.

Adipositas-Prävention als gesellschaftliche Aufgabe

Neuere Ansätze der sogenannten «verhältnisorientierten» (im Gegensatz zur «verhaltensorientierten») Adipositas-Prävention berücksichtigen die Tatsache, dass das Ausmaß von Übergewicht stark mit den gesellschaftlichen Gesamtbedingungen zusammenhängt. Wirksame Adipositas-Prävention wird nicht mehr auf die einzelnen Familien abgewälzt, sondern als gesellschaftliche Aufgabe in Angriff genommen. So wirkt sich das Angebot gesunder Nahrungsmittel zu günstigen Preisen an Schulen positiv auf das Ernährungsverhalten der Kinder aus, wie Studien zeigen. Es gibt interessante Ansätze, bei denen ältere Schüler in die Auswahl des gesunden Nahrungsmittelangebotes an Schulen einbezogen werden. Sie können Vorschläge machen, welche Lebensmittel von den Gleichaltrigen besser akzeptiert werden und wo Barrieren für den Konsum liegen. Städteplanung kann ebenfalls der Gesundheitsprävention dienen. Es ist nachgewiesen, dass eine Umgebung mit Naherholungsgebieten und zu Fuß gut erreichbaren Geschäften, Schulen und Freizeitmöglichkeiten das Bewegungsverhalten von Erwachsenen und Kindern positiv beeinflussen kann. Eine wichtige Maßnahme zur Prävention von Übergewicht wäre das Verbot von Werbung für zuckerhaltige Getränke und Süßigkeiten, die speziell auf Kinder ausgerichtet ist. Andere Untersuchungen zeigen, dass ein höheres Angebot von Sportpflichtstunden in Schulen das Übergewicht der Kinder reduziert. Hier spielt wohl nicht die eine zusätzliche Stunde alleine eine Rolle, sondern auch die Gelegenheit, Kinder für Sport, Spiel und Spaß zu gewinnen und zu begeistern.[19]

Damian war als Kind ein stämmiger, lebenslustiger und bewegungsfreudiger Knabe, der gerne und viel aß. Die Eltern machten sich keine größeren Sorgen darüber und ließen ihn gewähren. Er war als Torwart erfolgreiches Mitglied eines Fußballklubs. Damians großes Vorbild war sein vier Jahre älterer Bruder. Besonders bewunderte er ihn, als dieser sich zu einem jungen Mann mit einem kräftigen, sportlich-schlanken Körper entwickelte und die ersten Freundinnen nach Hause brachte. Weil Damian sich gehemmt fühlte gegenüber Mädchen – in seinem Alter eigentlich völlig normal –, begannen nun Selbstzweifel an ihm zu nagen. Er meinte, das Ideal seines schlanken und sportlichen Bruders niemals erreichen zu können, und stellte inadäquate Vergleiche an, die seinem eigenen Alter nicht entsprachen. So fand er sich zu wenig muskulös und wünschte sich breitere Schultern. Der Vater ermutigte ihn zu gemeinsamen sportlichen Aktivitäten, sie gingen zusammen joggen und in den Kraftraum. Ebenso unterstützten die Eltern ihn darin, beim Essen nun ein wenig mehr auf sein Gewicht zu achten: weniger Kohlehydrate am Abend und insgesamt mehr Früchte und Gemüse. Im Alter von 14 Jahren gab es anlässlich einer Infektion einen Besuch beim Kinderarzt. Dieser stellte unter anderem fest, dass Damian nun «aufpassen» müsse, da er mit dem Gewicht an der oberen Grenze des Normalgewichtes sei. Aber was heißt für einen Vierzehnjährigen, «aufpassen» zu müssen? Damian hatte verstanden, dass auch der Kinderarzt ihn für dick befunden hatte, und begann damit, konsequent weniger zu essen. Sechs Monate später traf ich ihn in meiner Sprechstunde an, nachdem er bereits 12 kg abgenommen hatte. Die Eltern waren verzweifelt und Damian todunglücklich, da sich seine Muskeln durch das exzessive Training, das er inzwischen betrieb, nicht auf-, sondern abgebaut hatten. Damian litt unter einer Magersucht, die binnen kurzer Zeit in eine Bulimie mit Essattacken und anschließendem Erbrechen kippte. Die Eltern konnten ihn in der Zeit der Gesundung gut unterstützen. In der Psychotherapie lernte er Schritt für Schritt, sich selbst zu mögen und seine Stärken zu entdecken. Seine Lebenslust kehrte zurück und der Vergleich mit dem Bruder trat immer mehr in den Hintergrund.

Leider gibt es genügend Beispiele für unwirksame und sogar schädliche Anstrengungen zur vermeintlichen Prävention von Übergewicht im Alltag. Gut gemeinte Ratschläge von Kinderärztinnen und Kinderärzten werden von Jugendlichen in der frühen Pubertät häufig so verstanden, dass sie zu dick sind und mit einer Diät beginnen müssen. Solche Warnungen bekommt das Kind bereits zu hören, wenn es sich noch im oberen Normalbereich der Gewichtskurven befindet. Müssen denn alle Kinder genau in der Mitte oder in der unteren Hälfte des Normalbereichs sein? Müssen alle Jugendlichen, die sich im oberen Teil des Normalbereichs befinden, in den unteren gebracht werden? Eine absurde Vorstellung, die ohnehin mathematisch eine Unmöglichkeit darstellt, da es ja immer auch Menschen über dem Durchschnitt geben muss. Einmal mehr zeigt sich, dass wir als Gesellschaft Mühe mit dem völlig normalen stämmigen und fülligen Körper haben. Es gibt keinerlei Beweise dafür, dass ein fülliger Körper weniger gesund ist als ein schlanker, solange er sich im breiten medizinischen Bereich des Normalgewichtes bewegt.

Warnende Hinweise der Eltern am Familientisch wie: «Jetzt hast du aber genug gegessen», führen beim Kind häufig zu dem Gefühl, zu kurz zu kommen, und somit eher zu dem Bedürfnis, noch mehr zu essen. Zudem können die Kinder den Eindruck bekommen, dass die Eltern ihren Körper nicht schön finden, was große Selbstzweifel nährt.

Was also sollen Eltern tun, deren Kind gerne und viel isst und an Gewicht zunimmt? Was tun, wenn der Sohn oder die Tochter sich mit Selbstzweifeln über den eigenen Körper plagt und tatsächlich pummelig ist?

Es ist fehl am Platz, ein Kind mit Ermahnungen dazu zu bringen, weniger zu essen. Bei jüngeren Kindern wird die Ernährung vor allem durch das Nahrungsmittelangebot zu Hause bestimmt. Fetthaltige und süße Nahrungsmittel sollten auf keinen Fall völlig vermieden werden, weil dadurch eher eine übertriebene Lust darauf erzeugt wird. Besser ist es, solche Nahrungsmittel maßvoll zu genießen. Eltern sollen möglichst gesund kochen und dem Kind überlassen, wie viel es davon nimmt, denn von gesundem Essen am Familientisch werden Kinder nicht adipös. Die Eltern fungieren als positives Beispiel: Das Essen soll in der Regel selbst zubereitet und gemeinsam genossen werden. Bei den Mahlzeiten wird möglichst nicht zu viel über das Essen gesprochen; im Vordergrund stehen allgemeine

Themen und das Zusammensein der Familie. Gespräche über den Inhalt der Nahrungsmittel und eigene Diätversuche sollten unterlassen werden. Gut gemeinte Ratschläge der Eltern dahingehend, weniger oder anders zu essen, bestätigen Jugendliche in dem Gefühl, dass auch die Eltern sie dick finden. Bei Heranwachsenden ist vor allem die Stärkung des Selbstwertgefühls wichtig, sowohl was allgemeine persönliche Stärken als auch was das Aussehen und die Figur anbelangt. Ein gutes Selbstwertgefühl hilft jungen Menschen, sich weder mit übermäßigem Essen zu trösten noch den Selbstwert mit einer übertriebenen Diät wieder aufbauen zu wollen. Komplimente seitens der Eltern sind demnach hilfreicher als Ratschläge zur Gewichtskontrolle.

Wenn sich Eltern wegen des steigenden Übergewichts ihres Kindes Sorgen machen, ist zunächst eine Beratung bei einer Fachstelle oder dem Kinderarzt bzw. der Kinderärztin angezeigt. Das Gespräch sollte bei jüngeren Kindern zunächst ohne deren Beisein erfolgen, um festzustellen, ob überhaupt Handlungsbedarf besteht. Eine Verhaltensänderung wird – falls nötig – nicht über das Kind, sondern über die Eltern erreicht. Bei Jugendlichen muss der Eindruck vermieden werden, dass sie abnehmen müssen, um den Eltern zu gefallen. Eine sorgfältige Beratung orientiert sich an den Stärken der Heranwachsenden. Welcher Sport, welche soziale Aktivität kann das Wohlbefinden steigern? Wie können sie sich in ihrem Körper möglichst wohlfühlen? Ziele sollten nicht primär auf die Gewichtsabnahme, sondern auf eine Stabilisierung des Gewichtes und den Aufbau einer genussvollen, gesunden und abwechslungsreichen Ernährung ausgerichtet sein, die Spaß macht. Diäten im Jugendalter sind immer fehl am Platz und mit großen Risiken hinsichtlich der Entwicklung einer Essstörung oder einer noch stärkeren Gewichtszunahme behaftet. In Teil 2 dieses Buches werden im Kapitel 10 die Mechanismen der Entstehung einer Essstörung genauer beleuchtet.

Übergewicht: Das vordringlichste Essproblem unserer Zeit? Adipositas und Magersucht als zwei Seiten derselben Medaille

Warum all die Aufregung um Magersucht und Schlankheitswahn, wo doch Übergewicht viel häufiger vorkommt und das vordringlich zu lösende Essproblem unserer Gesellschaft zu sein scheint? Selbstverständlich kommt der Prävention von starkem Übergewicht eine hohe Bedeutung zu, da es zu langfristigen körperlichen Schäden führen kann. Wir haben gesehen, dass die Vorbeugung gegen Adipositas nicht alleine auf die Familie und die Betroffenen abgewälzt werden kann, sondern eine gesellschaftliche Aufgabe ist. Prävention gegen Übergewicht muss fachgerecht erfolgen und darf nicht durch einseitige Informationen zur Entstehung einer Essstörung beitragen. Dicke Menschen dürfen nicht stigmatisiert werden, da es ansonsten zu seelischen Folgeschäden in Form von Selbstablehnung und Depressionen kommen kann.

Eine klinische Essstörung wie Magersucht oder Bulimie kommt viel seltener vor als Adipositas, birgt aber auch deutlich akutere Gefahren für die Betroffenen. Magersucht ist eine der Krankheiten mit der höchsten Todesrate im Jugendalter, vergleichbar mit einer Krebserkrankung. Die Betroffenen laufen buchstäblich Gefahr, sich noch in jungen Jahren zu Tode zu hungern. Falls nicht, droht eine chronische Erkrankung mit monatelangen Krankenhausaufenthalten bis hin zur Invalidität. Massive Essattacken mit Erbrechen können im Falle einer Bulimie lebensgefährliche Kreislaufzusammenbrüche und Herzrhythmusstörungen zur Folge haben. Die ganze Familie ist massiv beeinträchtigt durch die Sorge und die ständigen Streitereien um das Essen. Das Leid für die Betroffenen und das gesamte soziale Umfeld ist groß. Es muss daher alles getan werden, um gesellschaftliche Bedingungen zu bekämpfen, die zu der Entstehung solcher Essstörungen beitragen können.

Adipositas und Magersucht stellen als Extremvarianten zwei Seiten derselben Medaille dar. Diäten und Essattacken bedingen sich gegenseitig. Je mehr junge Menschen übergewichtig sind oder sich trotz Normalgewichts zu dick fühlen, desto mehr sind auch anfällig für überschlanke Idealbilder und Verheißungen durch Diätangebote. Je mehr Diäten sie machen, desto anfälliger sind sie wiederum für Essattacken – ein biologischer Mechanismus aus Epochen mit Nahrungsmangel, der in modernen Gesellschaften zu Esssucht durch Schlankheitswahn führt. Es ist also nicht sinnvoll, das eine Problem gegen das andere auszuspielen. Wir müssen erkennen, dass einseitige Warnungen vor Übergewicht einerseits das Problem eher verschärfen, andererseits Essstörungen begünstigen. Deshalb müssen wir daran arbeiten, dass sowohl die aktuelle Esskultur als auch die gängigen Körperideale einer gründlichen Überholung unterzogen werden. Sowohl die Körperwahrnehmung als auch die Essgewohnheiten vieler Menschen sind gestört und können einerseits zur Ausbildung von Übergewicht, andererseits aber auch von klinischen Essstörungen wie Magersucht und Bulimie beitragen.

Die gesellschaftliche Fixierung auf die Verhinderung von Übergewicht, die massive Ablehnung von jeglichen Rundungen in der Körperform bei gleichzeitigem Überangebot an ungesunden Nahrungsmitteln und einem Zerfall der familienorientierten Esskultur führen zu einer widersprüchlichen Situation, an der anfällige junge Menschen zerbrechen können. Aber wie kann ein gesellschaftlicher Trend so starke Auswirkungen haben, dass er junge Menschen in eine tödliche Krankheit treibt? Und warum sind es vor allem Jugendliche, die sich von krank machenden Mode- und Diättrends beeinflussen lassen?

3. Warum gerade junge Menschen so anfällig sind für krank machende Ideale

Wenn die Seele mit dem Körper nicht mitkommt

Das Bedürfnis, geliebt und anerkannt zu werden, ist zutiefst menschlich. Wir möchten gesehen und begehrt werden, wir möchten gefallen und andere verlocken. In allen Kulturen bemühen sich Menschen, durch Verschönerung ihres Äußeren mit Kleidung, Accessoires oder sogar Körpermodifikationen den herrschenden Schönheitsidealen zu entsprechen. Wir fühlen uns gut, wenn wir uns herausgeputzt im Spiegel anschauen und uns gefallen. So weit, so gut, so menschlich. Problematisch wird dies erst, wenn wir unerreichbare Ideale anstreben und uns selbst abwerten, sobald wir diese nicht erreichen. Aufgrund der besonderen seelischen Anfälligkeit im Jugendalter laufen gerade junge Menschen Gefahr, dem Schönheits- und Schlankheitsdruck nicht gewachsen zu sein und in eine Spirale der Selbstablehnung zu geraten.

Jugendliche befinden sich im Werden des Körpers und der Seele. Im Übergang vom Kind zum Erwachsenen müssen sie sich neu orientieren und definieren. Dazu gehört auch das Hineinwachsen in einen neuen, pubertär heranreifenden Körper. Viele Jugendliche werden in einem Alter von den körperlichen Veränderungen der Pubertät überrascht, in dem sie emotional und geistig noch sehr kindlich sind. Die Herausformung von weiblichen und männlichen sekundären Geschlechtsmerkmalen überfordert sie. Die Selbstverständlichkeit des kindlichen Körpererlebens weicht einer kritischen Betrachtung und Infragestellung der eigenen Körperlichkeit. Genüge ich mit meinen Körperformen den gängigen Vorstellungen, um mich auf dem Markt der Partnersuche behaupten zu können? Bin ich schön, bin ich unansehnlich oder gar hässlich? Mit dem Jugendalter ist oft eine Neigung zu Scham verbunden. Ein junges Mädchen schämt sich, weil sie früher als Gleichaltrige bereits Brüste hat, ein anderes schämt sich dafür, im Vergleich noch wenig entwickelt zu sein. Ein Junge schämt sich dafür, einen zu kleinen Penis zu haben, ein anderer für seinen zu schmal entwickelten Oberkörper. Junge Menschen schämen sich für ihr Begehren, schämen sich für ihre sexuellen Erfahrungen oder dafür, dass sie noch keine haben. Die seelische Verunsicherung in Bezug auf den sich entwickelnden Körper und ihre Scham machen sie angreifbar. Eine anschauliche Darstellung dieser Verletzlichkeit gerade junger Mädchen in der Pubertät ist das großartige Bild *Pubertät* des Malers Edward Munch.

Mädchen müssen eine besondere Anpassungsleistung an körperliche Veränderungen erbringen. Der natürliche Fettanteil nimmt bei weiblichen Jugendlichen in der Pubertät deutlich mehr zu als bei der Entwicklung des männlichen Körpers. Die gesellschaftliche Ablehnung von Körperfett und Rundungen widerspricht der natürlichen Entwicklung des weiblichen Körpers in der Adoleszenz dermaßen, dass eine Unzufriedenheit mit dem eigenen Körper bei jungen Mädchen geradezu vorprogrammiert ist. Gerade dies macht sie so besonders anfällig für mädchenhafte androgyne Schönheitsideale und Diätangebote. Sie versuchen, durch Selbstdisziplin ihre Verweiblichung zu stoppen. Eine magersüchtige Phase in der Jugend kann gleichsam dem Wunsch entsprechen, die Entwicklung zur erwachsenen Frau aufzuhalten, mit der die Betroffenen überfordert sind.

Essstörungen entstehen also nicht allein durch gesellschaftlichen Schönheitsdruck. Psychologische Faktoren kommen hinzu und verweben sich mit Ersteren in ungünstiger Weise zu Entstehungsbedingungen, die zu einer Magersucht oder Bulimie führen können. Nicht alle jungen Menschen sind in gleichem Maße betroffen. Jugendliche mit größerer Unsicherheit, mehr Selbstzweifeln und niedrigerem Selbstwertgefühl sind besonders anfällig dafür, sich von krank machenden Idealen beeinflussen zu lassen (mehr zu den ursächlichen Faktoren für Essstörungen in Kapitel 10).

In dieser Phase der Unsicherheit sind die Jugendlichen angewiesen auf Bestätigung. Sie suchen diese vorrangig in der Gruppe der Gleichaltrigen und passen sich nötigenfalls dem herrschenden Gruppendruck an. Aber auch die Meinung der Eltern ist wichtig und wird von den Jugendlichen beachtet – selbstredend möglichst ohne sich dies anmerken zu lassen. Die Anerkennung von Seiten

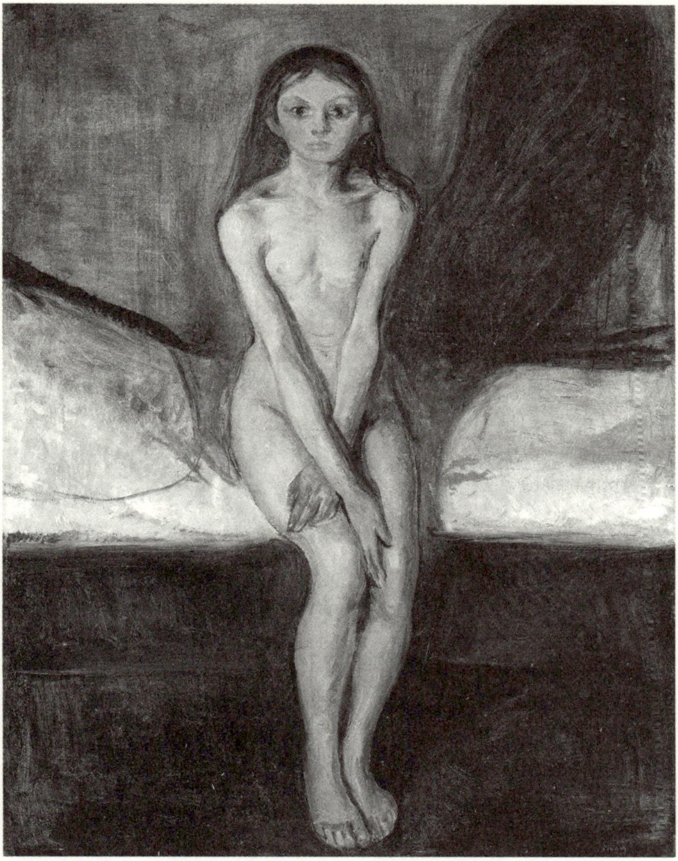

Abbildung 17: Edvard Munch: «Pubertät» (1904/05), Nationalmuseum Oslo

der erwachsenen Bezugspersonen, seien es Eltern, Lehrpersonen oder Sporttrainer, kann einen wichtigen Beitrag zur Stabilisierung des Selbstwertes von Jugendlichen leisten. Junge Menschen in der Adoleszenz suchen aber auch Orientierung unabhängig von Elternhaus und Schule. Sie richten gewissermaßen ihre Antennen nach außen. Dies macht sie offen für neue Erfahrungen, aber auch beeinflussbar. Sie nehmen gesellschaftliche Trends stark wahr und versuchen, ihren Platz innerhalb der aktuellen Matrix von Idealen und realen Möglichkeiten zu finden. Sie orientieren sich an Leitbildern. Wie wir gesehen haben, sind deren Vorgaben in Bezug auf Schönheit und Körper eindeutig und lassen wenig Spielraum für Zweifel und Widerspruch. Der Einheitsbrei herrschender Schönheitsvorstellungen findet seinen höchsten Ausdruck in den Castingshows für junge Models und wird tausendfach vervielfältigt über die sozialen Medien. In der ständigen Präsenz junger Menschen in sozialen Netzwerken liegt somit ein weiterer Aspekt ihrer besonders hohen Beeinflussbarkeit. Durch die Bilderflut innerhalb dieser Medien sind die Jugendlichen einer ununterbrochenen visuellen Stimulierung ausgesetzt.

Die Macht der Bilder

Bilder üben auf Menschen eine enorme Macht aus. Wir informieren uns über Bilder und werden von Bildern beeinflusst. Bei Interviews für Zeitschriften und Tageszeitungen erlebte ich häufig, dass ebenso viel Zeit und Aufwand in die Aufnahme eines Fotos wie in die Erstellung des Textes fließen. Eine Journalistin, die mit mir ein Interview führte, sprach ich darauf an. Mit leichter Resignation berichtete sie mir, dass auch im Tagesjournalismus Text und Inhalt immer stärker in den Hintergrund geraten würden, während die Bilderwelt immer mehr Raum einnehme. Die Menschen lesen einen Text kaum von Anfang bis Ende durch. Sie überfliegen ihn und betrachten vor allem das zugehörige Bild, das ihnen letztlich in Erinnerung bleibt. Auch bei meinen eigenen Beiträgen in Zeitungen erhielt ich deutlich häufiger Komplimente für das Bild («Da war ja gestern ein schönes Bild von dir in der Zeitung») als für den Inhalt des Gesagten, an den sich die Betreffenden vermutlich gar nicht mehr erinnerten.

Bilder von Körpern strömen täglich auf uns ein: junge, schmale, glatte und makellose Frauenkörper sowie vasenförmige, muskulöse und komplett fettfreie Männerkörper. Es handelt sich um eine regelrechte Bilderflut, die einer optischen Gehirnwäsche gleichkommt. Für Jugendliche hat die Bilderflut durch die Allgegenwärtigkeit des Smartphones noch deutlich zugenommen im Vergleich zu früheren Generationen. Es scheint, dass das gesprochene und

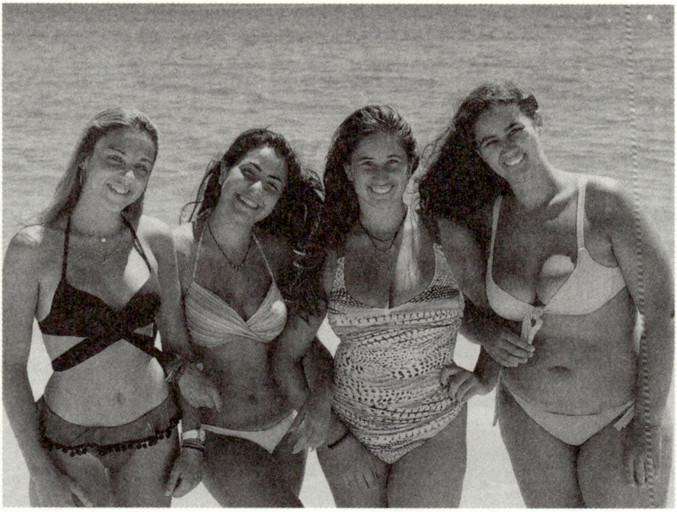

Abbildung 18: Schönheit liegt in der Vielfalt der Körperformen.

geschriebene Wort keine Macht mehr hat über die Bilder. Ein kritischer Text über Schönheitsideale oder ein engagiertes Interview kann der Macht der visuell verbreiteten formlos-blassen Weiblichkeit und fettarm-muskelbepackten Männlichkeit kaum etwas entgegensetzen. Wie können wir unsere zu eng gewordenen Schönheitsideale wieder erweitern? Wie können wir als Gesellschaft und als Individuen dem allgegenwärtigen Trend entkommen und ihm aktiv etwas entgegensetzen?

Um mich über die vorhandenen Bilder im Internet zu diesem Thema zu orientieren, googelte ich mich unter verschiedenen Begriffen durch die Web-Bildwelt. Dabei musste ich feststellen, dass ich keine Bilder von glücklichen Teenager-Gruppen unterschiedlichen Körperbaus finden konnte. Dafür fand ich tonnenweise Bilder von glücklichen schlanken Jugendlichen jeder Hautfarbe. Können füllige Jugendliche nicht glücklich sein? Oder will niemand Bilder von ihnen ins Internet stellen? Gibt es keine gemischtgewichtigen Gruppen jugendlicher Menschen, die Spaß zusammen haben? So gut wie alle Bilder pummeliger und stämmiger junger Menschen fand ich in einem problematisierenden Kontext

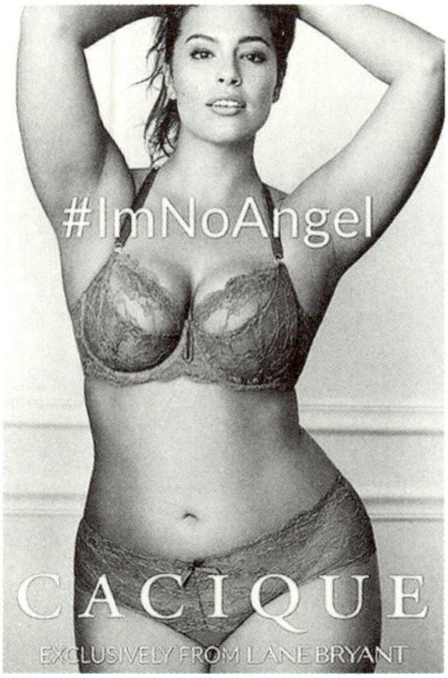

Abbildung 19:
Plus-Size-Model
Ashley Graham

von Gewichtsabnahme oder Diät. Ihre Gesichter blicken fast nie fröhlich in die Welt, wie dies bei allen schlanken und ranken Menschen auf unzähligen Bildern der Fall ist. Bilder dieser Art müssen also zuerst einmal fotografiert und veröffentlicht werden. Im Netz finden sich kaum Fotos wie Abbildung 18, die junge Menschen verschiedener Körperformen in entspannter Pose und ohne das Thema Körperschau zeigen.

Auch in der Werbung sind alle Menschen schlank, außer den deklarierten Plus-Size-Models, von denen es nur einige wenige gibt. Es gibt zu wenige Bilder normalgewichtiger, gut geformter Models und Stars. Werbung muss ebenso viele glückliche füllige wie glückliche schlanke Menschen zeigen. Models auf den Laufstegen sollen nicht Super-Size-Models heißen, wenn sie normale Kleidergrößen tragen. Wir brauchen Bilder von Menschen, die sich in dem breiten Bereich des Normalgewichtes bewegen und als schön gelten.

Immerhin gibt es – wie das Beispiel in Abbildung 19 zeigt – einen Gegentrend, der bemerkenswerterweise nur die Frauen betrifft. Und was ist mit den Männern? Wo sind die schmalbrüstigen oder leicht fülligen Männer in der Werbung oder die molligen männlichen Jugendlichen mit selbstbewusster und cooler Ausstrahlung als Vorbild für Gleichaltrige? Die Auflehnung der Männer gegen die herrschenden Schönheitsideale steht noch aus.

Body Shame: Der Trend zur kollektiven Körperscham

Die Fähigkeit, sich zu schämen, ist dem Menschen eigen und eines der Unterscheidungsmerkmale zum Tierreich. Kinder im Kleinkindalter kennen dieses Gefühl noch nicht. Sie müssen zunächst die sozialen Normen verinnerlichen, um die mit der Verstoßung gegen diese Normen verbundene Scham zu erleben. Die Scham hängt häufig mit dem Erleben, gesehen oder entdeckt zu werden, also einer Entblößung, zusammen. Scham entsteht, wenn wir erleben, dass andere uns bei einer für uns beschämenden Handlung, wie zum Beispiel einer Lüge, ertappen. Scham entsteht auch, wenn wir überzeugt sind, dass wir uns in einer Weise offenbart oder gezeigt haben, die ein schlechtes Licht auf uns wirft. Scham hat also damit zu tun, wie wir unsere eigenen Handlungen und Offenbarungen oder unsere Erscheinung bewerten und diese Bewertung auf andere übertragen. Wir meinen, dass andere Menschen uns ebenso negativ bewerten wie wir selbst, gerade für die Eigenschaften oder Taten, für die wir uns schämen. Wir lernen im Verlaufe unserer Kindheit, wofür wir uns schämen sollten; Scham ist also ein kulturabhängiges Phänomen. So schämen sich Menschen im asiatischen Raum beispielsweise, sich in der Öffentlichkeit mit einem Taschentuch die Nase zu putzen, wohingegen im westlichen Kulturkreis das Hochziehen des Nasensekretes als schamhaft gilt.

Nicht alle Menschen schämen sich in gleichem Ausmaß. Je wichtiger einem Menschen die Meinung der anderen ist, desto höher ist die Tendenz zur Scham. Im Jugendalter hat die Meinung der anderen eine besonders hohe Bedeutung. Jugendliche orientieren sich an Gleichaltrigen und vergleichen sich andauernd. Um ihre Identität zu festigen, suchen sie sowohl Abgrenzung als auch Bestätigung. Sie sehen sich im Spiegel der anderen. Wie im vorigen Abschnitt beschrieben, hat sich die Möglichkeit zum Vergleich mit anderen Jugendlichen durch die sozialen Medien vervielfacht und damit auch der Druck zur Perfektion, gerade im Bereich der Körperideale. Die Ideale sind unerreichbarer und allgegenwärtiger geworden, die Abweichung von der Norm wird zur Regel und verursacht Scham, gerade bei jungen Menschen. Durch die im Jugendalter besonders intensive Hinwendung zur Außenwelt und die Suche nach Orientierung durch den Vergleich mit anderen sind Jugendliche besonders anfällig dafür, sich zu schämen.

In den meisten Kulturen gehört das Bedecken von Körperteilen mindestens ab einem gewissen Alter zur Norm. Jahrhundertelang war in der westlichen Kultur die Körperentblößung mit großer Scham verbunden. Durch den Einfluss des Christentums wurde die Körperscham als kollektives Phänomen zementiert. Die Scham bezog sich auf die Entblößung des Körpers *an sich*, im Rahmen einer eigentlichen Abwertung des Körperlichen im Vergleich zum Geistig-Seelischen. Unabhängig von der konkreten Gestalt des Körpers musste der Körper grundsätzlich verhüllt bleiben. Diese historisch gewachsene Scham vor der Entblößung stand also nicht im Zusammenhang mit dem Wert des einzelnen Körpers oder einer Abwertung des Individuums, das sich verhüllen sollte.

Die zunehmende Säkularisierung der westlich geprägten modernen Welt entgegnete der Entwertung des Körperlichen mit einer Bewegung zur Freizügigkeit. Die Mode veränderte sich allmählich hin zur Betonung vorteilhafter Körperformen bis hin zur freizügigen Darstellung unbedeckter Körperteile. Minirock und bauchfreie T-Shirts waren bei ihrem Aufkommen Ausdruck der neuen Darstellung bis dahin in der Öffentlichkeit verbotener Körperzonen und wurden auch als solche von der Erwachsenenwelt zunächst skandalisiert. Freizügigkeit löste die Verhüllung ab und etablierte sich schon bald als neue Norm. Dadurch entstand eine neuartige Form der Körperscham. Menschen schämen sich nicht mehr für die Entblößung *an sich*, sondern dafür, dass die entblößten Körperteile nicht den geforderten Idealen entsprechen.

Die Mode wurde zum Zwangskorsett, die in bestimmten Zyklen die Zurschaustellung bestimmter Körperpartien anordnet. So waren kurze Röcke, später bauchfreie T-Shirts, dann hautenge Pullover und inzwischen hautenge Hosen für junge Menschen gewissermaßen Pflicht. Das unerbittliche Modediktat bestimmt dabei nicht nur die entsprechende Kleidung, sondern auch die optimale dazugehörige Form des Körpers. Schöne lange Beine, ein flacher Bauch und schmale, sich möglichst nicht berührende Oberschenkel sollen die modischen Trendartikel zur Geltung bringen. Der Vergleich mit dem Ideal erzeugt ein seelisches Minderwertigkeitsgefühl und Scham. Bei der neuen Körperscham handelt es sich also um eine Verlagerung der allgemeinen Körperscham auf eine Abwertung des individuellen Körpers und damit des Individuums. Ich schäme mich nicht mehr dafür, *dass* andere meine Körperteile sehen, sondern dafür, *wie* diese aussehen. Unter dem Begriff «Body Shame» wird dieses Phänomen aktuell in sozialen Medien beschrieben und problematisiert. Aus den Schilderungen junger Mädchen lässt sich herauslesen, wie stark das Selbstwertgefühl mit der Abweichung oder Erfüllung angestrebter Körperformen verbunden ist; das Gefühl der Selbstablehnung, ja des Selbsthasses in Bezug auf den eigenen Körper wird problematisiert und angeprangert.

Bei der Entstehung von Essstörungen steht nach meiner Erfahrung die Scham über den eigenen Körper in seiner individuellen Form oft am Anfang; der Wunsch nach Überwindung dieser Scham durch die Selbstbeherrschung in Form einer Diät erscheint den Jugendlichen als Ausweg. Sehr häufig höre ich von jungen Menschen mit Essstörungen, wie sie sich für Wölbungen an Bauch, Oberschenkel oder Hüften abgrundtief schämen und alles unternehmen möchten, um diese schambesetzten Körperformen loszuwerden.

4. Über das Essen und warum wir es oft nicht genießen können

Welche Inhaltsstoffe enthält dieses Essen? Welche Fettsäuren sind jetzt schon wieder die richtigen? Wie viele Kalorien muss ich eigentlich pro Tag bei meiner Größe und in meinem Alter zu mir nehmen? Wie kann ich die Nahrungspyramide in meinem Alltag richtig umsetzen? Welche Nahrungsmittel sind gesund, welche nicht? Alle diese Fragen mögen die lesenden brennend interessieren, aber ich werde sie in diesem Buch nicht beantworten, da ich die Beantwortung nicht für hilfreich im Sinne einer gesunden Ernährung und genussfreudigen Lebensweise halte.

Das interessante, aber etwas plakative Buch *Hunger & Lust* von Uwe Knop bezeichnet sich als das «erste Buch zur Kulinarischen Körperintelligenz» und postuliert, dass wir alle Ernährungsratgeber fortwerfen und uns fortan nur noch auf unseren eigenen Körper konzentrieren sollten.[20] Knop ist Ernährungswissenschaftler und analysiert Empfehlungen zu verschiedenen Nahrungsmitteln, die während der letzten Jahrzehnte aufgrund von wissenschaftlichen Empfehlungen erstellt wurden. Er zeigt auf, dass die gängigsten Empfehlungen zum Verzehr von Obst, Gemüse, Fleisch, Fetten und Kohlehydraten im Laufe der Zeit immer wieder revidiert wurden, und beschreibt eine Abhängigkeit der Empfehlungen von der Nahrungsmittelindustrie. So wurde zum Beispiel Olivenöl während Jahrzehnten als besonders gesund gepriesen, in neueren Studien ab 2008 dann plötzlich als gefäßschädigend «entlarvt» und später wieder in weiteren Studien «rehabilitiert». Tatsächlich ist es so, dass es eine unübersichtliche Fülle von Ernährungsratgebern und Nahrungsmittelstudien gibt, die sich zum Teil widersprechen. Ganz zu schweigen von der medialen Überflutung mit Werbung für Diäten und Medikamente, die schnelle Gewichtsabnahme versprechen.

Woran also sollen wir uns orientieren, wenn wir unsere Ernährung gesund gestalten wollen und ein körperliches und geistiges Wohlfühlgewicht anstreben?

Es gibt keine gesunden und ungesunden Nahrungsmittel

Zunächst sollten wir uns von der Vorstellung befreien, dass es gesunde und ungesunde Lebensmittel gibt. In meiner Sprechstunde beschreiben Eltern von Kindern mit Essstörungen immer wieder deren Ernährung als «zu gesund». Woraufhin ich jedes Mal einwende, dass es überhaupt nicht «zu gesund», sondern «sehr ungesund» sei, wenn man weniger isst, als der Körper benötigt. Der Ausdruck «zu gesund» beruht auf der irrigen Vorstellung, dass Obst und Gemüse per se gesunde Nahrungsmittel seien, von denen es kein Zuviel gibt; Fette und Zucker dagegen «ungesund» und daher grundsätzlich eher zu vermeiden. Auf dieser Vorstellung beruht auch das Prinzip einer Diät, bei der man für einen bestimmten Zeitraum bestimmte Nahrungsmittel einschränkt – also «gesund» isst –, um an Gewicht abzunehmen.

In Wahrheit sind so gut wie alle in den westlichen Industriestaaten erhältlichen Lebensmittel gesund, es stellt sich nur die Frage des Maßes und der richtigen Zusammensetzung der Ernährung. Es ist keineswegs ungesund, Pommes frites oder ein Stück Kuchen zu essen, solange man sich nicht einseitig ernährt. Die Verteufelung bestimmter Lebensmittel als «ungesund» führt bereits ab dem frühen Kindesalter eher dazu, dass die Lust auf diese Lebensmittel steigt – der Reiz des Verbotenen. Es gibt keinerlei Belege dafür, dass die Warnung vor bestimmten Lebensmitteln dazu führt, dass Kinder sich gesünder ernähren. Im Gegenteil kommt eine umfangreiche Analyse der vorhandenen Studien zu Präventionsprojekten für Adipositas bei Kindern und Jugendlichen zu dem Schluss, dass es kaum Nachweise gibt für die Wirksamkeit derjenigen Projekte, die rein auf Informationen über gesunde Ernährung basieren, insbesondere nicht im Sinne einer Senkung des Körpergewichts.[21] Auch bei Erwachsenen sind die Studienergebnisse in dieser Hinsicht zumindest widersprüchlich.

Wenn grundsätzlich alle erhältlichen Nahrungsmittel gesund sind, solange man sie in einer ausgewogenen Zusammensetzung verzehrt, dann stellt sich für viele Menschen als Nächstes die Frage, wie in aller Welt sie die «richtige» Zusammenstellung ihrer

Ernährung sicherstellen können. Die Bedürfnisse des menschlichen Körpers sind komplex, die Informationen über Nährstoffe ebenso. Knop erklärt den menschlichen Körper selbst kurzerhand zum Experten und ruft die Menschen auf, zu «mündigen Essbürgern» zu werden. Der menschliche Körper sei allein aufgrund seiner «kulinarischen Körperintelligenz» dazu in der Lage, die richtige Menge und Zusammensetzung der Nahrungsmittel automatisch für sich zu wählen, wenn er einfach das isst, was ihm schmeckt und worauf er Lust hat. Nach Knop genügt es einfach, alle gelernten Ernährungsregeln über den Haufen zu werfen. Aber stimmt das in jedem Falle? Kann ein solches Vorgehen uns vor Fehlernährung und Übergewicht bewahren? Hierfür bleibt Knop den Beweis schuldig.

Menschen sind tatsächlich intuitiv dazu in der Lage, aus einem reichhaltigen Angebot diejenigen Nahrungsmittel mit der richtigen Zusammensetzung an Nährstoffen auszuwählen. Allerdings gilt das nicht, wenn im Angebot ständig Süßigkeiten enthalten sind. Die Präferenz für süße Nahrungsmittel ist dem Menschen angeboren. Fruchtwasser und Muttermilch schmecken leicht süßlich; bereits Neugeborene lassen sich daher durch Schnuller mit Zuckerlösung beruhigen. Da in der Natur nicht übermäßig viele süße Lebensmittel zur Verfügung standen, wurde diese Präferenz für das Süße erst zum Problem durch den Überfluss an Süßigkeiten in modernen Gesellschaften. Viele Menschen neigen dazu, zu viel Zucker zu sich zu nehmen, wenn sie unbedacht und lustbetont essen. Offenbar benötigen sie eine gewisse gedankliche Kontrolle über das eigene Essen. Mit einem Zuviel an gedanklicher Kontrolle kann aber auch eine Gefahr verbunden sein.

Orthorexie – Hungerzustand aufgrund von kompletter Nahrungsmittel-Überinformation

Der andauernden Überflutung mit Informationen über Nahrungsmittel können wir uns genauso wenig entziehen wie der Bilderflut schlanker Körper. In den Medien wird Ernährung oft im Zusammenhang mit Gesundheitsgefahren thematisiert. Wir erfahren alles über Nahrungsmittelskandale, über Giftstoffe und Dickmacher. Wir werden gewarnt vor schädlichen Einflüssen bestimmter Nahrungsmittel und sehen uns mit vielschichtigen und ständig wechselnden Ernährungsempfehlungen konfrontiert, deren Wahrheitsgehalt für den Normalverbraucher schwer überprüfbar ist. Die Informationsflut geht einher mit einem Überfluss an unterschiedlichen Typen von Esswaren mit unterschiedlicher Kalorienzahl und diversen Ergänzungsstoffen. Die Auswahl im Joghurt-Regal überfordert uns und wirft die ständige Frage auf, welcher Joghurt mit welchen Inhalts- und Zusatzstoffen nun der gesündeste ist. Gerne sind wir bereit, mehr zu bezahlen für einen Joghurt, der als besonders gesund und noch dazu schlank machend angepriesen wird.

Gleichzeitig werden wir mehr und mehr darüber aufgeklärt, wie wir mit unserem unreflektierten Ernährungsverhalten unsere Umwelt belasten und eine unethische Lebensmittelproduktion unterstützen. Übermäßiger Verzehr von rotem Fleisch schadet der Gesundheit und belastet die Erdatmosphäre. Die Bedingungen der Nutztierhaltung sind bei genauem Hinsehen inakzeptabel. Obst und Gemüse werden um die ganze Welt transportiert und mit für den Normalverbraucher nicht nachvollziehbaren Techniken haltbar gemacht, bevor sie auf unseren Tellern landen. Wir kommen demnach nicht darum herum, uns mit unserem Essverhalten auseinanderzusetzen. Der einfache Ratschlag «Essen, was schmeckt» greift also zu kurz. Wir müssen uns mit unserem Verbraucherverhalten und dessen Auswirkungen auf die Umwelt befassen. So wichtig diese moralischen und ökologischen Erwägungen sind, so problematisch können sie im Einzelfall werden.

Bei einigen Menschen hat die übermäßige Beschäftigung mit den Inhaltsstoffen der Ernährung zur Folge, dass sie zu wenige Kalorien zu sich nehmen und so ins Untergewicht rutschen. Im Extremfall führt dies zur sogenannten Orthorexie (ortho = griechisch: «richtig»). Die zwanghafte Beschäftigung mit der «Qualität» der Nahrung kann ebenso gefährlich sein wie eine Anorexie, die aus dem Wunsch nach einem schlanken Körper entstanden ist. Die «richtige» Zusammensetzung der Ernährung wird zur Obsession und führt zu einer besonderen Art der Magersucht.

Joanna war 14 Jahre alt, als sie Vegetarierin wurde. Sie verzichtete auf Fleisch, da sie in der Schule gelernt hatte, dass Fleischverzehr der Umwelt schadet. In den folgenden Jahren beschäftigte sie sich immer mehr mit gesunder Ernährung. Sie schränkte den Zucker- und Fettkonsum ein und versuchte eine Zeit lang, nur noch Rohkost zu essen. An den abendlichen Familienmahlzeiten nahm sie nicht mehr teil, weil sie gelesen hatte, dass es besonders gesund sei, nach 18 Uhr keine Nahrung mehr zu sich zu nehmen. Die Eltern bemerkten ihren Gewichtsverlust nicht, der sich über Monate hinzog, und waren erst alarmiert, als sie ihre Tochter in den gemeinsamen Sommerferien am Strand im Bikini sahen. Joanna hatte bereits seit einem Jahr keine Menstruation mehr und wog nur noch 44 kg bei einer Größe von 168 cm. Glaubhaft erklärte sie mir in der Sprechstunde, dass sie nicht dünn sein wolle, sondern gerne zunehmen würde. Sie sei aber unter keinen Umständen bereit, eine ihrer Ernährungsregeln aufzugeben.

Die gängigen Empfehlungen der Ernährungslehre beziehen sich auf empirische Studien, welche anhand großer Menschengruppen nachweisen konnten, dass zum Beispiel eine sogenannte mediterrane Diät – also eine Kost mit viel Gemüse, Getreide, Fisch und Olivenöl – das Risiko für Herzinfarkte und für gewisse Krebsarten senkt. Leider kommt es immer wieder zu widersprüchlichen Ratschlägen, da nur sehr wenige Zusammenhänge wirklich gut belegt sind.

Abgesehen von wenigen allgemeingültigen Regeln haben wir keine zuverlässigen Angaben darüber, was genau wir essen sollen oder welche Zusammensetzung der Nahrung für uns am günstigsten ist. Dennoch ist eine immer größere Anzahl von Menschen stark mit den Inhaltsstoffen der Ernährung beschäftigt. Die Freude am unbeschwerten Essen geht in unserer Kultur hingegen mehr und mehr verloren. In einer Umfrage im Auftrag des Bundesamtes für Gesundheit zu diesem Thema in der Schweiz gaben knapp ein Drittel der Befragten an, dass sie «übermäßig mit den Inhaltsstoffen der Ernährung befasst» seien. Legt man strenge Kriterien an, dann zeigen sich in den Ergebnissen der Studie bei immerhin 14,6% klare Zeichen einer Orthorexie.[22] Um sich «gesund» zu ernähren und Krankheiten vorzubeugen, werden Diäten begonnen, die paradoxerweise die Gesundheit nachhaltig gefährden.

Je mehr die Menschen an Übergewicht leiden, desto mehr versuchen sie dagegen anzukämpfen. Sie beschäftigen sich mit den Inhaltsstoffen der Ernährung und probieren Diäten aus. Sie versuchen abzunehmen und erreichen dabei genau das Gegenteil oder rutschen sogar in eine Essstörung. Der Ausweg liegt in einer Rückbesinnung auf Essen als geselligen Anlass und genussvolle Bereicherung unseres Alltages: weniger Beschäftigung mit gesundheitlichen Aspekten und dafür mehr Zeit für gemeinsames Essen in der Familie und mit Gästen. Für gemeinsame Mahlzeiten braucht es keine vierköpfige «Bilderbuchfamilie». Ob in einer Wohngemeinschaft, mit Freunden, als alleinerziehender Elternteil oder in einer Familie mit Jugendlichen, die nicht zu jeder Mahlzeit zu Hause sind: Selbst gekochtes Essen an einem Tisch gemeinsam zu verzehren und sich dabei über Gott und die Welt zu unterhalten, fördert bei allen Beteiligten die körperliche und psychische Gesundheit und verhindert Übergewicht – besser als jede Diät.

Wider den Diätwahn

In Kulturen mit einer hohen Rate an Übergewicht wird besonders viel über Diäten und die Inhaltsstoffe von Nahrung diskutiert und informiert. Wo ist hier das Huhn und wo das Ei? Sind Nahrungsmittelinformationen erst nötig, wenn die Menschen übergewichtig sind, oder verschärft sich etwa die Übergewichtsproblematik in Gesellschaften, die zu viel über das Essen nachdenken? Beides stimmt. Menschen mit Übergewicht interessieren sich mehr für den Inhalt der Ernährung und für Diäten, weil sie abnehmen wollen. Eine übermäßige Beschäftigung mit den Inhaltsstoffen des Essens und mit Diäten geht aber auch mit einer weiteren Gewichtszunahme einher. Der in unserer Kultur bei normal- und übergewichtigen Menschen allgegenwärtige Gedanke, das Essen zügeln zu müssen, führt eher dazu, dass man im entscheidenden Moment die Kontrolle verliert und erst recht mehr isst als beabsichtigt. In einem wegweisenden Experiment konnten Herman und Mack bereits 1975 zeigen, dass gezügeltes Essverhalten (Englisch: Restraint Eating) die Lust auf Süßigkeiten steigert und zu

Mehrkonsum führt.[23] Den Studienteilnehmern wurden eine Anzahl Milchshakes und anschließend Eiscreme angeboten, wobei die Information lautete, es gehe um Geschmackstestungen. Es zeigte sich, dass Teilnehmende mit vorher gezügeltem Essverhalten (Diäthalter) paradoxerweise desto mehr Eis zu sich nahmen, je mehr Milchshakes sie vorher konsumiert hatten. Die nichtgezügelten Esser (also Menschen, die nicht an Diäten gewöhnt waren) hingegen hatten desto weniger Appetit auf Eis, je mehr Milchshakes sie vorher getrunken hatten. Sie spürten also, dass sie eigentlich schon satt waren.

Das gezügelte Essverhalten bewirkt also genau das Gegenteil der beabsichtigten Gewichtsreduktion! Menschen, die ihr Essverhalten ständig zu zügeln versuchen, neigen zu stärkerer Gewichtszunahme als diejenigen, die dies nicht tun. Viele kennen das Prinzip des «Alles oder Nichts». Wenn jemand ständig versucht, wenig zu essen, und unter Stress steht oder abgelenkt ist, dann führt das regelmäßig zu einer Art Dammbruch: Egal, jetzt esse ich halt, ich kann ja morgen wieder Diät halten. Die ständige gedankliche Beschäftigung mit dem Verbot des Essens erschöpft gewissermaßen unsere Kontrollfähigkeit, so dass wir am Schluss die Kontrolle aufgeben und erst recht zuschlagen. Eine ausgewogene und nicht ständig gezügelte Ernährung, bei der zu den Hauptmahlzeiten genug gegessen wird, führt zu einer Entlastung von ständigen Gedanken ums Essen und kann somit eher zu einer Gewichtsstabilisierung oder leichten Gewichtsreduktion beitragen als wiederkehrende Diätversuche.

Ständig gezügeltes Essverhalten macht dick

Ständige Versuche, das Essen zu zügeln, führen eher zu gesteigertem Essen und Gewichtszunahme als zur gewünschten Gewichtsreduktion.

Welchen Schaden eine Diät anrichten kann: Der Jo-Jo-Effekt

Die bekannteste negative Auswirkung einer Diät ist der Jo-Jo-Effekt. Wie bei dem Kinderspielzeug die Rolle am Faden hin- und herschnellt, so pendelt das Gewicht nach einer Gewichtsreduktion wieder nach oben und im Falle wiederholter Diäten unkontrolliert auf und ab. Der Jo-Jo-Effekt kommt durch eine Kombination körperlicher und psychischer Faktoren zustande. Bei Unterernährung wird der Körper gewissermaßen auf Sparflamme geschaltet, indem die Stoffwechselvorgänge sich verlangsamen. Zudem bewirkt eine Hormonumstellung, dass der Körper leichter an Gewicht zunehmen kann. Eine Reihe weiterer körperlicher Faktoren wie Veränderungen der Fettzellen führen dazu, dass das Gewicht nach einer Phase von Kalorienmangel schneller wieder nach oben schießt.[24] Diese Maßnahmen waren evolutionär sinnvoll, weil sie unseren Vorfahren ermöglichten, mit wenig Nahrung auszukommen, ohne zu verhungern. Die körperlichen Umstellungen führen nach Beendigung einer mehrwöchigen Diät meistens zu einer sehr raschen Gewichtszunahme, häufig sogar über das Ausgangsgewicht hinaus. In einer Studie waren bei adipösen Menschen nach einem zehnwöchigen niedrigkalorischen Diätprogramm sogar noch ein Jahr später Veränderungen der Hormone messbar, die den Hunger verstärken. Die übergewichtigen Menschen hatten also durch ihre kurzzeitige Diät für lange Zeit mehr Hunger also zuvor, und zwar aufgrund veränderter körperlicher Regulationsmechanismen, die sich nicht wieder eingependelt hatten.[25] Auch psychisch gesehen führt eine Diät häufig zu einem gesteigerten Verlangen nach den Nahrungsmitteln, die wir uns in der Diätphase versagt haben. Nach Beendigung der Selbstbeherrschung kommt das Gefühl auf, sich «jetzt erst recht» etwas gönnen zu dürfen. Auf Basis derselben Mechanismen können Diäten auch Essstörungen mit richtiggehenden Essattacken auslösen – wie Bulimia nervosa oder «Binge Eating» (siehe Kapitel 9).

Risiko für Essstörungen

Besonders anfällig für den schädigenden Effekt von Diäten sind Jugendliche, insbesondere junge Mädchen. Ein Drittel aller elf- bis dreizehnjährigen Mädchen hat bereits eine Diät ausprobiert, bei den fünfzehnjährigen ist es bereits die Hälfte. Eine Untersuchung in Deutschland im Jahr 2008 zeigte, dass ein Drittel der Mädchen und 15% der Jungen ein gestörtes Essverhalten aufwiesen.[26] Nachgewiesenermaßen stellen Diäten bei Mädchen und jungen Frauen einen Risikofaktor für die Entstehung einer Essstörung dar.[27] Meist beginnt es damit, dass die betroffenen Mädchen unzufrieden mit ihrem Körper sind – wen wundert's nach der medialen Gehirnwäsche, die wir im Kapitel 1 und 2 nachvollziehen konnten. Sie möchten nur ein paar Kilogramm abnehmen, geraten dann aber in den Teufelskreislauf eines Gewichtsverlustes, den sie nicht mehr stoppen können und der eine Kaskade von sich selbst verstärkenden Krankheitsfaktoren auslöst. Eine genauere Beschreibung dieses fatalen Entstehungsmechanismus der Essstörungen findet sich im Kapitel 10.

Mythen der Ernährungslehre und kolossale Irrtümer vermittelt durch die Diätindustrie

Besonders allergisch reagiere ich auf den Begriff der «Entschlackung». Was genau bitte soll das sein? Unser Körper ist ein kompliziertes System von Organen, die wiederum aus Zellen bestehen, die über Nerven und Hormone gesteuert werden. Zwischen den Zellen gibt es eine sogenannte Interzellulär-Flüssigkeit, die genau wie der Inhalt der Zelle in einem auskalibrierten biochemischen Gleichgewicht gehalten wird. Es gibt keinerlei Beweise, dass der Körper durch Fasten «entgiftet» wird und irgendwelche «Schlacke» verlieren würde. Im Gegenteil können unkontrollierte Fastenperioden Schaden anrichten, indem sie das Gleichgewicht des Körpers empfindlich stören. Daher werden solche Diäten von seriösen Ernährungswissenschaftlern nicht zur Gewichtsreduktion empfohlen. Jegliche «Entgiftungsdiät» ist aus ärztlicher Sicht abzulehnen und entbehrt jeder wissenschaftlichen Grundlage.

Ein weiterer Vorschlag der Diätindustrie ist die sogenannte Atkins-Diät, bei der Kohlehydrate drastisch reduziert werden und stattdessen vor allem Fett und proteinhaltige Nahrungsmittel gegessen werden sollen. Diese Diät ist höchst umstritten und wird von den meisten Ernährungswissenschaftlern als unausgewogen abgelehnt. Die sogenannte «ketogene» Atkins-Diät soll dazu führen, dass der Körper aufgrund fehlender Kohlehydrate in der Ernährung Ketone als Ersatz zur Energiegewinnung aufbaut. Hierfür muss der Körper Fett abbauen. Es zeigt sich allerdings, dass das entstehende Übermaß an Ketonen gesundheitliche Schäden an Leber und Niere verursachen kann. Ähnlich sieht es bei der Paleo-Diät aus, bei der wir uns nach Vorbild von Steinzeitmenschen ganz ohne Getreide vor allem von Fleisch, Obst und Gemüse ernähren sollen. Hier warnen seriöse Ernährungswissenschaftler vor einem Mangel an Calcium und Vitamin D. Viele der zum Beweis für die Wirksamkeit von Diäten herangezogenen Studien sind wenig aussagekräftig, weil die untersuchten Stichproben zu klein sind.[28] In den bekannten Studien, die positive Effekte der Diäten auf bestimmte Gesundheitsfaktoren zeigen, hielten weniger als die Hälfte der Versuchspersonen überhaupt bis zum Ende durch. Die meisten Studienteilnehmer gaben auf – und zwar desto mehr, je extremer die Diät war. Leider wird meistens nur über den kleinen Teil derjenigen Personen berichtet, die die Studie beendeten, und nicht darüber, was mit den anderen geschieht. Wir erfahren nicht, wie viele der Studienabbrecher durch die Studie eigentlich geschädigt wurden, indem sie nach Beenden der Diät mehr zugenommen haben als je zuvor.[29] Es gibt unzählige Diätformen, von denen viele in ihren Auswirkungen noch gar nicht ausreichend erforscht sind. Gemeinsam ist allen das Risiko, dass es zu dem beschriebenen Jo-Jo-Effekt kommt, sobald das Essen wieder auf normale Kost umgestellt wird. Zudem können alle einseitigen Diäten zu Mangelerscheinungen führen.

Ein weiterer verbreiteter Irrtum ist die Vorstellung, dass wir schlank bleiben oder abnehmen, wenn wir Diät- bzw. Light-Produkte zu uns nehmen. Der Konsum dieser Produkte führt nicht zur Gewichtsabnahme und begünstigt im Langzeitkonsum möglicherweise sogar Gewichtszunahme und Stoffwechselprobleme.[30]

Zusammenfassend lässt sich sagen, dass die Nachteile von vorübergehenden diätbedingten Nahrungsumstellungen die Vorteile meist überwiegen und dass grundsätzlich davon abzuraten ist. Wer sein Gewicht in einem gesunden Rahmen halten und ausgewogen gesundheitsförderlich essen will, dem sind unscheinbar wirkende, aber dauerhafte Ernährungsumstellungen zu empfehlen. Hierzu gehören zum Beispiel regelmäßiges selbst gekochtes Essen, weniger Snacks oder der weitgehende Verzicht auf Süßgetränke.

Auch vor den scheinbar sehr vielversprechenden, im Internet angepriesenen Schnelldiäten, Schlankheitsdrinks oder Diätpillen kann nicht eindringlich genug gewarnt werden. Regelmäßig werden eindrückliche Vorher-nachher-Bilder gezeigt: «12 kg in 10 Wochen!» – selbstverständlich mit Photoshop manipuliert. Die einfallsreiche Diätindustrie produziert immer neue Verheißungen, die Gesundheitsschäden und noch stärkeres Übergewicht zur Folge haben können. Es sollte – analog zu Zigarettenschachteln – jeder Diätwerbung ein Warnhinweis beigefügt werden müssen: *Dieses Diätprodukt kann Ihre Gesundheit ernsthaft gefährden!*

Stattdessen mischen sich in den Medien die Informationen teilweise in grotesker Weise. So las ich kürzlich einen Artikel auf ZEIT ONLINE gegen den Diätwahn und fand gleich daneben Werbeanzeigen für genau die im Artikel entlarvten Schlankheitskuren. Paradoxer geht es nicht. «Das Glück kommt nicht mit ein paar Kilos weniger» – ein Artikel mit seriösen Informationen über die Gefahren unseriöser Diäten – und direkt darunter eine Anzeige für eine ebensolche dubiose Diät: «15 kg in 9 Wochen»! Die mediale Informationsverwirrung kennt keine Grenzen mehr.

Die süße Versuchung ...

Im letzten Kapitel haben wir gesehen, dass uns Menschen die Vorliebe für süßen Geschmack kulturunabhängig angeboren ist. Nicht alle Menschen behalten diese Vorliebe gleichermaßen bei, jedoch sind die meisten auch im Erwachsenenalter der süßen Versuchung nicht abgeneigt. Bei vielen Menschen ist das Essen von Süßigkeiten mit Beruhigung und lustvollen Empfindungen verknüpft. Untersuchungen zeigen, dass übergewichtige Menschen besonders dazu neigen, negative Emotionen mit vermehrtem Essen zu kompensieren.[31] Dieser Vorgang wird als «Emotional Eating» (zu Deutsch: emotionsbedingtes Essen) bezeichnet; in negativen Gefühlslagen greifen wir vermehrt zu Süßigkeiten und fetthaltigen Nahrungsmitteln. Sollten wir daher probieren, auf süße Nahrung möglichst zu verzichten? Die Antwort ist auch hier ein klares Nein. Der vollständige Verzicht auf Süßigkeiten führt bei den meisten Menschen eher zu Kontrollverlusten, bei denen sie letztlich mehr davon zu sich nehmen. Wie im Milchshake-Experiment zeigt sich, dass ein maßvolles und regelmäßiges Genießen süßer Nahrungsmittel am ehesten dazu geeignet ist zu spüren, wann man genug davon hat.

Unsere Gedanken über Ernährung werden durch Werbung und Diätindustrie beeinflusst. Und diese Gedanken wiederum beeinflussen auch unser physiologisches Sättigungsgefühl. In einem äußerst interessanten Experiment wurde nachgewiesen, dass das Sättigungshormon Ghrelin deutlich mehr ausgeschüttet wird, wenn ein Milchshake auf der Packung als hochkalorisch gekennzeichnet ist, als wenn derselbe Michshake als niedrigkalorisch eingestuft wird.[32] So sehr bestimmen unsere Gedanken über die Inhaltsstoffe der Ernährung auch unseren Körper!

Fazit

Wir möchten uns vor der medialen Überinformation über verschiedene Nahrungsmittel schützen, ohne die gängigen Ernährungsempfehlungen komplett zu ignorieren. Weniger ist oft mehr. Eine gesunde Ernährung lässt sich nachgewiesenermaßen eher erreichen, wenn Menschen sich auf wenige wichtige Ernährungsregeln konzentrieren und nicht allzu viel mit der Zusammensetzung und den Gefahren einzelner Lebensmittel befassen. Anzustreben ist eine stärkere Konzentration auf die lustbetonten Aspekte regelmäßigen und schmackhaften Essens. Mahlzeiten in Gesellschaft mit Freunden und in der Familie dienen dem Wohlbefinden und dem unbeschwerten Genuss des Essens. Um der Unübersichtlichkeit der Empfehlungen entgegenzuwirken und sich auf das Wesentliche zu konzentrieren, genügt es, sich auf einige wenige Regeln zu beschränken und diese zumindest an den meisten Tagen einzuhalten.

Vereinfachte Ernährungsregeln

- Möglichst viele Familienmahlzeiten/gemeinsame Mahlzeiten einnehmen
- Ab und zu Gäste einladen
- Mahlzeiten mit Freude anrichten und genießen
- Beim Essen nicht über Gewicht, Diät und Abnehmen sprechen
- Selbst kochen so oft wie möglich
- Möglichst der Saison entsprechend und möglichst regional einkaufen
- Reichhaltiges und möglichst abwechslungsreiches Essen zu Hauptmahlzeiten
- Essen Sie sich in der Regel zur Hauptmahlzeit satt!
- Hauptmahlzeiten mit Gemüse, Salat, Kohlehydraten, Fett und Protein in wechselhafter Zusammensetzung
- Mahlzeiten meist mit Abstand von ca. 3 bis 4 Stunden einnehmen
- Süßigkeiten nicht komplett meiden, aber maßvoll genießen
- Ab und zu zwischendurch eine Frucht
- Nicht zu viel rotes Fleisch
- Keine Light-Produkte und Diät-Nahrungsmittel
- Gewicht halten ist meist besser als Gewicht abnehmen
- Leichte Gewichtsreduktion erreicht man am besten durch dauerhafte Verhaltensänderungen (z. B. weniger Süßgetränke)
- Keine vorübergehende Diät (und sei sie auch noch so verlockend präsentiert)!
- Keinen schnellen Gewichtsverlust anstreben
- Keine Regel ohne Ausnahmen
- Nicht hungrig ins Bett gehen

Was tun, wenn die Tochter oder der Sohn eine Diät anfängt?

Junge Mädchen werden im Internet auf Diäten aufmerksam. Schlankheit ist unter den Freundinnen ein großes Thema. Die Jungen möchten einen muskulösen und schlanken Körper. Viele junge Menschen haben große Selbstzweifel, ob sie den Ansprüchen genügen können. All das gehört in unserer Gesellschaft zum Erwachsenwerden dazu und deutet noch nicht auf eine manifeste Essstörung hin. Was können Eltern tun, um ihre Kinder vor den Gefahren des Abrutschens in eine gefährliche Diät zu bewahren? Die Vorbildfunktion der Eltern spielt hier eine sehr große Rolle. Wenn in der Familie ein gutes und lustvolles Essverhalten gelebt und bei Tisch nicht ständig über Diät und Abnehmen gesprochen wird, dann wirkt sich dies positiv auf das Essverhalten der Jugendlichen aus. Gemeinsame Familienmahlzeiten beugen Essstörungen und anderen psychischen Problemen vor.[33] Das Selbstwertgefühl der Mädchen und Jungen kann durch positive Bemerkungen über ihr Wesen und ihr Aussehen von Seiten der Eltern aufgebaut werden. Weniger hilfreiche Bemerkungen über die körperliche Entwicklung, verbunden mit Warnhinweisen, jetzt auf die Figur aufpassen zu müssen, sind möglichst zu unterlassen.

Aber wie sollen Eltern reagieren, wenn die Tochter oder der Sohn beginnen, auffallend wenig zu essen, und ständig davon reden, abnehmen zu wollen? Was tun, wenn ein normalgewichtiges Mädchen plötzlich nur noch «gesund» isst, Mahlzeiten mit der Familie auslässt und beginnt abzunehmen?

Diäten von Jugendlichen sind ein Risikoverhalten
Jeder nennenswerte Gewichtsverlust einer normalgewichtigen Jugendlichen ist ein Alarmzeichen! Auch ein schneller Gewichtsverlust von übergewichtigen jungen Menschen kann rasch in eine Essstörung führen. Suchen Sie direkt das Gespräch mit Ihrem Kind und bestehen Sie auf dem Einhalten der Grundmahlzeiten. Falls Ihnen das nicht gelingt und Ihre Tochter oder Ihr Sohn weiter abnimmt, sollten Sie versuchen, eine ärztliche

Fachperson oder eine Fachstelle anzurufen und sich beraten zu lassen. Warten Sie nicht zu lange ab. Bestehen Sie darauf, die Jugendlichen bei einer Fachperson abklären zu lassen, ob bereits eine Essstörung vorliegt. Je früher, desto besser. Denn bei Essstörungen gilt:
Je früher eine Essstörung erkannt wird, desto besser kann sie behandelt werden!

Wie wir in Kapitel 2 festgestellt haben, sollen Eltern ihre Kinder nicht auffordern, weniger oder kalorienbewusster zu essen, aus Angst, diese könnten zu dick werden. Damit erzeugen sie beim Kind Selbstzweifel und der gewünschte Effekt der Gewichtsabnahme tritt nicht ein, sondern eher das Gegenteil. Im Gegensatz dazu ist im Falle einer Diät von Jugendlichen mit schnellem und sichtbarem Gewichtsverlust eine beherzte Intervention der Eltern gefordert. Sie müssen ihre Sorge formulieren und so rasch wie möglich eine fachliche Einschätzung darüber veranlassen, ob bereits eine Essstörung vorliegt – wenn nötig auch mit elterlicher Autorität.

Näheres zur Unterscheidung einer einfachen Diät von einer Essstörung findet sich in Kapitel 7.

5. Sport ist Mord oder Wenn der Sport in die Sportsucht kippt

Bewegung ist gesund und Sport ein wichtiger Bestandteil unseres Lebens. Regelmäßige sportliche Betätigung verbessert das Körpergefühl und die Stimmungslage. Dennoch gibt es ein Zuviel. Dieser Punkt ist erreicht, wenn der Sport in eine zwanghafte Sucht kippt. Die Betroffenen müssen jeden Tag Ausdauersport betreiben, weil sie sich sonst dick fühlen und meinen, das Essen nicht verdient zu haben. Oft ist diese Sportsucht mit einer ungenügenden Kalorienaufnahme verbunden, sodass es zu einem Gewichtsverlust oder bei Heranwachsenden zu ungenügender Gewichtszunahme kommt. In diesen Fällen ist die Sportsucht am Ende ein Symptom der Magersucht, die sich daraus entwickelt. Der Zwang zur Bewegung wird zum Selbstläufer, der nicht mehr kontrolliert werden kann.

Um dieser Tendenz bei jungen Menschen vorzubeugen, sind für Kinder und Jugendliche gemeinschaftliche Sportarten zu empfehlen. Heute betreiben bereits jüngere Jugendliche Sport mit dem Ziel, ihr Gewicht zu kontrollieren oder ihre Muskeln aufzubauen. Sie gehen ins Fitnessstudio oder joggen. Empfehlenswerter für Heranwachsende sind Sportarten, bei denen sie mit Gleichaltrigen zusammenkommen und Spiel und Spaß einen großen Stellenwert einnehmen.

Bestimmte Sportarten bergen ein hohes Risiko für die Entstehung von Essstörungen. Besonders gefährdete Leistungssportlerinnen sind Balletttänzerinnen, Eiskunstläuferinnen, Synchronschwimmerinnen und Leichtathletinnen. Auch bei männlichen Jugendlichen gibt es Risikosportarten wie das Skispringen, wo ein geringes Gewicht größeren Erfolg verspricht. Leider werden Kinder bereits in jungen Jahren in diesen Sportarten zu Höchstleistungen angehalten und nicht selten durch inadäquate Gewichtsvorgaben Essstörungen begünstigt. Die sogenannte «Female Athlete Triad» (zu Deutsch: Triade der Athletinnen) beinhaltet Essstörung, Amenorrhoe (Menstruationsstopp) und Osteoporose (Knochenabbau) und tritt bei nicht wenigen weiblichen Leistungssportlerinnen auf. Sportverbände sind sich dieser Gefahren bewusst und verfassen Regeln für die richtige Ernährung. Aufmerksame Trainerinnen und Trainer erkennen die Zeichen einer Essstörung früh und sprechen die Gefahr bei den Jugendlichen und, je nachdem, auch den Eltern an. Im Idealfall raten sie frühzeitig zu einer fachlichen Abklärung, damit einer entstehenden Essstörung entgegengewirkt werden kann. Immer wieder kommt es aber auch vor, dass einzelne Trainerinnen und Trainer die Jugendlichen überfordern oder mit unrealistischen Gewichtsvorgaben sogar die Tendenz zur Essstörung fördern.

Lisa besuchte eine renommierte Tanzschule und war auf dem Weg, eine Profitänzerin zu werden. Sie war äußerst begabt und zielstrebig und die Trainerin förderte sie sehr. Mit 13 Jahren nahm sie bereits an Wettbewerben teil und orientierte sich an den älteren Mädchen der Tanzschule. Die Eltern waren sehr stolz und unterstützten Lisa, wo sie nur konnten. Mit fortschreitender Pubertät bemerkte Lisa während der Tanzübungen vor dem Spiegel, dass ihre Oberschenkel langsam kräftiger wurden. Sie verglich sich mit den anderen Mädchen und nahm sich selbst als dick wahr, obwohl sie mit dem Gewicht bereits an der unteren Grenze des Normalgewichtes für ihr Alter lag. Sie reduzierte die Nahrungsmenge und trainierte eifrig weiter, sodass sie einige Kilo verlor. Dadurch fiel sie ins Untergewicht, was bei den Gewichtskontrollen der Tanzschule auffiel. Lisa wurde von der Trainerin mitgeteilt, dass sie drei bis vier Kilogramm zunehmen müsse, ansonsten dürfe sie nicht mehr tanzen. Da hatte Lisa die Kontrolle über den Prozess des Abnehmens jedoch bereits verloren und wurde gefährlich untergewichtig.

Als ich Lisa 14-jährig in der Sprechstunde sehe, ist sie ein Häufchen Elend und möchte unbedingt wieder tanzen. Sie erklärt sich zu einer Behandlung bereit und macht in der Therapie gut mit. Es gelingt ihr, die geforderten Kilos wieder zuzunehmen, sodass sie wieder ins Training aufgenommen wird. Bereits ein halbes Jahr später überschreitet sie die obere von der Tanzschule für sie festgelegte Gewichtsgrenze und hört von der Trainerin, dass sie wieder abnehmen müsse. Lisa beginnt das Essverhalten zu zügeln, wodurch die Symptome ihrer Essstörung sofort wieder aufflammen. Lisa ist verzweifelt, weil sie erkennt, dass sie die Standards nicht erfüllen kann, ohne erneut krank zu werden. Schließlich entschließt sie sich, die Karriere als klassische Tänzerin abzubrechen, und meldet sich in einer Schule für Modern Dance an, in der weniger standardisierte Gewichtsvorgaben gelten.

Lisa ist kein Einzelfall. Die körperlichen Standards bestimmter Sportarten können von einem großen Teil der Sportlerinnen und Sportler nur um den Preis einer Essstörung erreicht werden. Wie bei den Models ist die Gewichtskontrolle durch Erbrechen sehr verbreitet. Sportverbände werden zunehmend auf diese Problematik aufmerksam. Es ist bekannt, dass ein großer Teil der Kinder und Jugendlichen in den Risikosportarten durch Hormonstörungen und Untergewicht dauerhafte Schäden an den Knochen, den Gelenken oder im Bereich des Essverhaltens aufweisen. Solange jedoch die internationalen Leistungs- und Körperstandards dieser Sportarten unhinterfragt als Maßstab gelten, kann dieser Form von Kindesmisshandlung nicht Einhalt geboten werden.

Zusammenfassende Diagnose der Gesellschaft: Gemischte Essstörung

Wenn wir die bisher zusammengetragenen Beobachtungen und Resultate zusammenfassend betrachten, kommen wir nicht umhin, unserer Gesellschaft eine veritable Essstörung zu diagnostizieren. Übertriebenes Schlankheitsstreben, massive Ablehnung der normalen Körperformen, Festlegen einer niedrigen Gewichtsschwelle als Ideal für sich selbst, gestörtes Verhältnis zu Nahrungsmitteln, Essen als Mittel der Gefühlsregulation, wechselhaftes Essverhalten mit Diäten und Kontrollverlust, Tendenz zu Essattacken mit anschließenden Schuldgefühlen, ständige Sorgen um Figur und Gewicht, Unter- oder Übergewicht, Gebrauch von Appetitzüglern – alles sehr verbreitete Symptome unserer Gesellschaft – gelten als Zeichen einer Essstörung. Es besteht eine frappante Kluft zwischen Körperideal und Wirklichkeit, die an Realitätsverlust grenzt. Dazu kommt ein gewisser Mangel an Einsicht, der Essstörungen nicht selten begleitet: Obwohl die Fakten auf der Hand liegen, wird in den Medien weiterhin ungehindert der Schlankheits- und Diätwahn zelebriert.

Das gesellschaftliche Body Shaming ist die kollektive Grundlage der Essstörung. Die Körperscham der Gegenwart ist nicht mehr Scham über den Körper und unsere Körperlichkeit *an sich*, sondern Scham über die individuelle Körperform. Die Ablehnung des eigenen Körpers, die Scham über bestimmte Partien, die nicht den Idealen entsprechen, ist uns zur zweiten Natur geworden. Die kollektive Tendenz zur Diät stellt einen Versuch zur Überwindung dieser Scham durch Selbstbeherrschung und Perfektion dar. Die gesellschaftlich geforderte individuelle Scham für nicht der Norm entsprechende Körperformen betrifft insbesondere junge Menschen, deren Selbstwert noch nicht gefestigt ist.

Der heutigen Jugend ist die andauernde Beschäftigung mit der eigenen Körperform zur zweiten Natur geworden. Der ständige Vergleich mit dem unerreichbaren Schönheitsideal und die damit verbundene Unzufriedenheit mit dem eigenen Körper sind für die

Jungen und Mädchen zur Normalität geworden. Die Jugendlichen setzen alles daran, den perfekten Körper zu erreichen, und sind mit dem andauernden Scheitern an diesem Ideal überfordert.

Wenn also die Gesellschaft an einer Essstörung leidet und den Nährboden für die Essstörung des Individuums bildet, dann können wir dies bei der Betrachtung der Essstörung des Einzelnen nicht außer Betracht lassen. Bevor wir den Fokus verengen und uns mit der Essstörung genauer befassen, halten wir also fest: Nicht nur die jungen Betroffenen, sondern auch die Gesellschaft muss behandelt werden. Denn ohne eine umfassende Kur der Gesellschaft greifen die medizinischen Bemühungen um die Betroffenen zu kurz. Einzelnen kann geholfen werden, aber die Häufigkeit der Erkrankung nimmt weiter zu. Zudem hat unser Wissen um die umfassenden Hintergründe der Essstörung einen Einfluss darauf, wie wir an die Betroffenen und ihre Familien herantreten und welche Hilfen wir ihnen anbieten.

TEIL 2

Phänomenologie der Essstörung II: Das essgestörte Individuum

6. Der Suppenkasper: Hilfe, mein Kind isst nicht, was nun?

Am liebsten Spaghetti ohne Sauce, Pommes frites, Pizza oder Süßigkeiten. Auf keinen Fall Gemüse oder Salat, nur ja nichts Grünes. Vielleicht mal Erdbeeren oder Himbeeren, aber weder Apfel noch Birne. Wer kennt nicht ein Kind in seiner Umgebung, auf das diese Beschreibung zutrifft. Viele Eltern verzweifeln an den Essgewohnheiten ihrer Kinder. Sie versuchen alles, um die Kinder zu gesundem Essen zu bewegen. Weder Strenge noch Bestechung nützt wirklich. Mütter geraten in Sorge, ob ihr Kind überhaupt genug gesunde Nährstoffe zu sich nimmt, wenn es so unausgewogen isst. Bei Tisch wenden sie alle möglichen Tricks an, um ihren Sprösslingen das gesunde Essen unterzujubeln. Diese verweigern sich und essen weiterhin nur, was ihnen passt. Der Esstisch wird zum Stresstisch.

Bei diesem Verhalten von Kindern handelt es sich in aller Regel noch nicht um eine Essstörung. Es sind meist eingespielte Verhaltensmuster innerhalb der Familie, die sich gegenseitig verstärken. Diese Verhaltensauffälligkeiten sind bei Jungen und Mädchen gleich häufig, im Gegensatz zu den klassischen Essstörungen, die bei Mädchen und Frauen viel öfter vorkommen. Kinder mit stark wählerischem Essverhalten sind meist recht dünn, aber nicht wirklich untergewichtig und entwickeln sich in Größe und Gewicht entlang ihrer Alterskurve. Solange die Kinder entsprechend dieser Kurve zunehmen, gilt Entwarnung. Nur wenn sie an Gewicht abnehmen oder sich nicht altersentsprechend weiterentwickeln, muss eine körperliche Erkrankung für das Untergewicht ausgeschlossen werden. Der Kinderarzt oder die Kinderärztin sollte in diesem Fällen eine Abklärung vornehmen.

Der vierjährige Florian fährt mit seinem Spielzeugauto um den Teller herum. Der Mund ist verschlossen. Die Mutter versucht ihm noch einen Löffel Reis in den Mund zu schieben, er dreht das Gesicht zur Seite und ruft laut und deutlich «Nein». Sie wartet ein wenig, bis er den Mund wieder öffnet und widerwillig noch einen Löffel zu sich nimmt. Der Teller ist noch so gut wie voll, die anderen Familienmitglieder sind schon fertig mit der Mahlzeit. Schließlich reißt ihr der Geduldsfaden und sie droht: «Wenn du nicht aufisst, dann gehen wir nachher nicht auf den Spielplatz.» Sofort bereut sie die Äußerung, weil sie schon weiß, dass sie sich damit bei dem schönen Wetter nur selbst bestrafen würde. Die sechsjährige Lara rutscht auf dem Stuhl herum: «Kann ich aufstehen?» Der Vater nickt und Lara rennt los, sofort springt auch Florian von seinem Stuhl. «Bleib hier, du hast noch nicht fertig gegessen», sagt die Mutter streng und zieht ihn an den Tisch zurück. Nach weiteren 15 Minuten hat Florian drei weitere Löffel gegessen und darf gehen. Am Nachmittag auf dem Spielplatz hat er Hunger. Er sieht, wie die anderen Kinder ein Eis bekommen, und erbettelt sich auch eines. Florians Mutter fühlt sich schlecht, weil sie sich über ihre eigene Inkonsequenz ärgert. Wieder hat sie ihm eine Süßigkeit erlaubt, obwohl er nicht richtig zu Mittag gegessen hat.

Kinder wie Florian gibt es viele. Bis zu 20% der Kinder sind sogenannte «selektive Esser» (Englisch: Picky Eaters), die zu einer eingeschränkten Auswahl von Nahrungsmitteln tendieren. Nur in den seltensten Fällen kommt es zu Mangelerscheinungen, meist entwickeln sich diese Kinder sehr gut und die Auffälligkeit des Essverhaltens verliert sich in der Pubertät. Einigen Familien hilft bereits diese Information. Die Eltern werden in diesen Fällen vom Kinderarzt bzw. der Kinderärztin beruhigt, dass das Kind sich normal entwickelt. Viele Familien, wie die von Florian, sind aber bereits so verstrickt in den Essenskampf, dass es weitere Maßnahmen braucht. Was sollen Florians Eltern tun? Wie können sie ihren Sohn zu einem normalen Essverhalten anleiten und die Situation am Familientisch wieder entschärfen?

Als Allererstes müssen sie sich von dem Gedanken verabschieden, dass sie ihren Sohn über Zwang oder Drohungen zum Essen bringen werden. Vielmehr ist es wichtig, dass für Florian das Essen zu einer selbständig regulierten Fähigkeit werden kann. Der wichtigste Grundsatz lautet:

Die Eltern bestimmen, welche Nahrungsmittel angeboten werden, und das Kind bestimmt, was es davon isst.

In dem ausgezeichneten Buch «Jedes Kind kann richtig Essen» von Annette Kast-Zahn und Hartmut Morgenroth wird ausführlich beschrieben, wie dieser Grundsatz funktionieren kann.[34] Eltern benötigen zunächst die Sicherheit, dass sie nichts falsch machen können, solange sie dem Kind genügend vielfältige und eine ausreichende Menge an Nahrungsmitteln zur Verfügung stellen. Kinder haben die natürliche Fähigkeit, sich aus einem Angebot verschiedener Nahrungsmittel ausreichend gesund und mit genügender Kalorienzahl zu ernähren. Als Ausnahme von diesem Prinzip ist die angeborene Vorliebe des Menschen für süße und fettige Nahrungsmittel anzusehen, die nicht bei jedem gleich ausgeprägt ist. Daher muss die Auswahl der Nahrung weitgehend durch die Eltern bestimmt werden, bis die Kinder alt genug sind, um für ihre Ernährung selbst verantwortlich zu sein. Süße und fetthaltige Nahrungsmittel sollen nicht gemieden, aber nur in beschränkter Menge angeboten werden. Bis zum Jugendalter hat sich dann in aller Regel der Geschmack bereits vielfältig genug ausgebildet. Die jungen Menschen haben durch das jahrelange Vorbild einer vielfältigen gesunden Küche in der Familie die Fähigkeit entwickelt, sich selbst ausgewogen zu ernähren.

Wie also soll die einfach klingende Regel im Alltag umgesetzt werden? Die Eltern sollten vielfältig kochen und das Essen auf den Tisch stellen. Florian kann entscheiden, wie viel er davon essen möchte. Wenn er das Essen nicht mag und nur sehr wenig davon isst, dann lassen die Eltern das zu. Sie können Brot auf den Tisch stellen, damit er sich satt essen kann. Wenn die Essenszeit herum ist, muss Florian bis zur nächsten Mahlzeit warten. Die Mutter sollte keine Drohungen im Zusammenhang mit dem Essen aussprechen und das Eis auf dem Spielplatz nicht vom Essen am Mittagstisch abhängig machen. Wenn es ein Eis für die Schwester gibt, dann auch für Florian, aber das muss nicht jeden Tag sein.

Jocelyn schiebt das Essen auf dem Teller hin und her. Die Nudeln hat sie fast alle gegessen, jedoch keinen Bissen vom Gemüse und Fleisch. Der Vater droht: «Wenn du das Gemüse nicht isst, bekommst du keinen Nachtisch.» Jocelyn liebt Vanillepudding mit Beeren über alles. Sie würgt die Bohnen schnell hinunter, um sich auf den geliebten Pudding zu stürzen, von dem sie nicht genug bekommen kann. Die Drohung hat gewirkt. An anderen Tagen lässt sie die Bohnen weiterhin liegen.

Einen Nachtisch muss es nicht jeden Tag geben. Wenn es aber einen gibt, dann sollten Eltern diesen auf keinen Fall zur «Erpressung» verwenden, damit das Kind vorher mehr von den weniger geliebten sogenannten «gesunden» Nahrungsmittel zu sich nimmt. Studien zeigen, dass durch solche Verknüpfungen die Vorliebe der Kinder für Süßigkeiten steigt und die Abwehr gegen die ungeliebten Speisen noch verstärkt wird. Der Mechanismus funktioniert so: Das Süße, der Nachtisch, ist die Belohnung. Das positive Gefühl, das damit verbunden ist, wird verstärkt. Auch die Eltern scheinen den Nachtisch positiver zu bewerten, da sie ihn ja als Belohnung einsetzen. Das Gemüse oder der Salat ist die Tortur, die Strafe, der unangenehme Teil, mit dem man sich die Belohnung verdienen kann. Das negative Gefühl dafür wird also verstärkt. Das Kind erhält den Eindruck, dass auch die Eltern das Gemüse als etwas Negatives ansehen, mit dem man sich etwas Besseres als Belohnung verdienen kann. Die Eltern erreichen also mit dieser «Erpressung» trotz kurzfristigem Erfolg das Gegenteil: Das Kind mag das Gemüse und den Salat noch weniger und die Lust auf Süßes steigt.

Eltern sollen ihren jungen Kindern nicht zu viel Verantwortung dafür übergeben, was gegessen wird. Einige Mütter oder Väter fragen viel zu viel nach: «Was soll ich heute für dich kochen?» Das Kind ist überfordert und beginnt, das Essen selektiv auszuwählen. Wenn die ganze Familie daran gewöhnt ist, dass die kochende Person auch die Auswahl des Essens bestimmt, dann lernen die Kinder im Laufe der Zeit meist sehr gut, vielfältiger zu essen.

Für einige Familien ist es eine Herausforderung, die Regeln am Tisch entsprechend zu verändern und darauf zu vertrauen, dass das Kind genügend essen wird. Sie sind in ständiger Sorge, dass das Kind einen Gesundheitsschaden nehmen könnte und Mangelerscheinungen erleidet. In diesen Fällen lohnt es sich, die entsprechenden Umstellungen und Regeländerungen mit Hilfe einer Beratung in Angriff zu nehmen. Für die meisten Eltern ist es eine große Erleichterung, wenn sie erkennen, dass sie sich alle Bemühungen sparen können, die direkten Druck auf das Kind in Bezug auf das Essen ausüben. Die Situation am Familientisch entspannt sich und das Kind beginnt automatisch, besser zu essen. Es braucht ein wenig Geduld und Nerven, bis die betroffenen Kinder die neuen Regeln verstanden haben. Ein Kind, das vorher häufig selbst bestimmten konnte, was auf den Tisch kommt, wird möglicherweise quengeln, wenn es dies plötzlich nicht mehr darf. Mit der Zeit jedoch kommt es automatisch zu einer Verinnerlichung der Regel und weniger Stress am Familientisch.

Wir haben gesehen, dass es sich bei Kindern mit selektivem Essverhalten meist noch nicht um eine Essstörung, sondern nur um eine Verhaltensauffälligkeit handelt. Die Wahrscheinlichkeit, dass die betroffenen Kinder im späteren Leben eine Essstörung entwickeln, ist aber leicht erhöht. Dies hat wahrscheinlich unter anderem damit zu tun, dass der «Kampf ums Essen» sich grundsätzlich belastend auf das Verhältnis dieser Kinder zum Essen auswirkt. Eine Umstellung der Eltern mit anschließender Entspannung der Situation am Familientisch ist also auch eine Prophylaxe gegen eine spätere Essstörung.

Die vorpubertäre Magersucht

Die beschriebenen Auffälligkeiten müssen abgegrenzt werden von echten Essstörungen, die auch vor der Pubertät schon auftreten können. Eigentliche Essstörungen bei jüngeren Kindern zeigen sich durch zunehmende Essensverweigerung und Gewichtsabnahme. Hierbei fällt das Gewicht des Kindes unter die Alterskurve. Es nimmt ab oder nicht altersentsprechend zu. Kinder, die eine regelrechte Magersucht entwickeln, nehmen dann aber nicht wie Florian und Jocelyne gerne ein Eis oder einen Vanillepudding zwischendurch zu sich, sondern essen insgesamt immer weniger. In einigen Fällen ist der Grund für die Magersucht zunächst kaum ersichtlich; diese Kinder leiden meist unter emotionalen Störungen, einer Depression oder leben in für sie belastenden Lebensumständen. Diese Art von Essstörung, eine Art emotional bedingte Magersucht bei jüngeren Kindern, sollte auf jeden Fall fachlich behandelt werden.

In anderen Fällen können auch sehr junge Kinder bereits ganz klassische Sorgen um ihre Figur entwickeln:

Larissa ist erst 9 Jahre alt, als den Eltern auffällt, dass sie immer weniger isst und zusehends dünner wird. Sie war ein kräftiges Kind und ist immer noch normalgewichtig, aber die Eltern sind alarmiert. Vor den Sommerferien geht die Mutter mit ihr zum Kinderarzt. Dieser beruhigt sie und erklärt ihr, sie solle nicht zu viel Druck ausüben. Die Sommerferien in Griechenland werden zum Albtraum. Larissa isst kaum etwas und die Eltern haben den Eindruck, dass sie vor ihren Augen dahinschwindet. Wieder zu Hause, stellt der Kinderarzt einen starken Gewichtsverlust von 4 Kilogramm binnen zwei Wochen fest. Larissa wird in meine Sprechstunde überwiesen. Dort erklärt sie auf Befragung hin, dass sie sich im Vergleich mit ihrer jüngeren Schwester als dick empfindet und daher weniger essen wollte. Sie empfindet ihr Gesicht als zu rund und möchte einen flacheren Bauch. Trotz ihres jungen Alters hat sie bereits eine Magersucht.

Bei so jungen Kindern wie Larissa werden klassische Essstörungen häufig erst spät erkannt, weil in diesem Alter niemand mit einer Magersucht rechnet. Der Unterschied zu den Verhaltensstörungen rund um das Essen liegt vor allem darin, dass der Gewichtsverlust auf der Alterskurve als Abfall zu erkennen ist. Wenn Eltern unsicher sind, ob es sich bei ihrem Kind nur um selektives Essen oder bereits um eine richtige Essstörung handelt, sollten sie sich auf jeden Fall von ärztlichem Personal oder einer Fachstelle beraten lassen. Um sicherzugehen, dass eine solche Essstörung im frühen Stadium nicht übersehen wird, müssen die Fachleute nicht nur das aktuelle Gewicht beachten, sondern vor allem den Gewichtsverlauf auf der Alterskurve während der letzten Wochen und Monate anschauen.

7. Magersüchtig oder nur schlank? Wie erkenne ich eine beginnende Essstörung?

Claire ist mit 16 Jahren der Stolz ihrer Eltern. Sie besucht das Gymnasium mit guten Noten und ist sehr musikalisch. Das Geigenspiel macht ihr seit vielen Jahren Freude, sie tritt bei Musikwettbewerben an und gibt kleine Konzerte im Freundeskreis der Eltern. Hin und wieder sind die Eltern in Sorge, weil Claire alles sehr genau nimmt und sich zu hohe Ziele setzt. Wenn eine Note mal nicht exzellent ausfällt, macht sie sich Vorwürfe. Sie lernt viel und teilweise verbissen. In der Schulklasse ist sie beliebt und hat einige gute Freundinnen, mit der jüngeren Schwester versteht sie sich gut.

Wovon die Eltern nichts ahnen: Claire hat große Selbstzweifel, was ihr Erscheinungsbild als junge Frau betrifft. Sie empfindet sich als plump und vergleicht sich mit anderen Mädchen in der Klasse, die sie als feingliedrig und zierlich wahrnimmt. Wenn sie sich im Spiegel anschaut, missfallen ihr vor allem der vorgewölbte Bauch und die Oberschenkel, die ihr dick erscheinen. Gegenüber jungen Männern ist sie zurückhaltend und hält sich für unattraktiv. Sie beschließt, ein wenig abzunehmen, und beginnt damit, in der Mittagspause nur Salat zu essen. Schon bald hat sie einige Kilos weniger und ist glücklich. Plötzlich fühlt sie sich so leicht, so zart, so filigran! Sie hat den Eindruck, dass die Jungen sich mehr für sie interessieren, und fühlt sich attraktiver. Immer mehr Gedanken verwendet sie darauf, wie sie essen soll und wie sie ihren Körper optimieren kann. Sie beginnt damit, jeden Tag eine halbe Stunde zu joggen, und macht Muskelübungen in ihrem Zimmer, um die Bauchmuskeln zu straffen. Im Spiegel scheint ihr der Bauch immer noch zu dick. Die Leistungen in der Schule werden noch besser, weil sie weniger ausgeht und noch verbissener lernt.

Die Eltern nehmen zunächst wahr, dass Claire gut gestimmt ist und selbstbewusster auftritt. Sie freuen sich, dass es Claire so spielend gelungen ist, eine gute Figur zu erreichen, und sehen das als Zeichen für ihre ausgesprochene Willenskraft. Da Claire weiterhin im Bereich des Normalgewichtes liegt, machen sie sich keine Sorgen. Es vergehen drei Monate bis zu den Herbstferien, die die Familie gemeinsam auf Lanzarote verbringt. Am Strand sehen die Eltern Claire im Bikini und erschrecken gewaltig. Plötzlich realisieren sie, dass Claire inzwischen extrem dünn geworden ist. Sie erklären ihr, dass nun genug sei mit der Diät, und versuchen sie dazu zu bringen, wieder mehr zu essen. Claire jedoch hat ständig Ausreden parat: Es sei zu heiß, um zu essen. Salat habe sie schon immer sehr gerne gehabt. Sie habe gerade jetzt keine Lust auf ein Eis. Am abendlichen Büfett im Hotel realisieren die Eltern, dass Claire fast keine Kohlehydrate mehr zu sich nimmt.

Von nun an sind die Ferien im Eimer. Streit beherrscht das Familienklima. Claire wehrt sich mit Händen und Füßen gegen die Eltern, die ihr das Erreichte wieder zunichtemachen wollen. Die Eltern werden immer panischer. Plötzlich tauchen Bilder von magersüchtigen Mädchen aus Fernsehdokumentationen vor ihrem geistigen Auge auf. Sie machen sich Vorwürfe, dass sie so lange nichts gemerkt haben, und versuchen umso heftiger, Claire zum Essen zu bringen. Es fließen Tränen bei Mutter und Tochter, der Vater schreit, die Schwester sitzt hilflos daneben. Wieder zu Hause angekommen, wird das Familienleben zunehmend zur Hölle. Claire zieht sich immer mehr zurück. Sie wird blass, wirkt bedrückt und nimmt kaum mehr an Mahlzeiten oder Familienaktivitäten teil. Wenn man versucht, sie zu zwingen, schreit und tobt sie. Die Eltern erkennen ihre Tochter nicht wieder. Nach einigen verzweifelten Wochen wird Claire in meiner Sprechstunde angemeldet. Inzwischen hat sie binnen sechs Monaten 14 Kilogramm abgenommen und ist bereits stark untergewichtig.

Claires Beispiel zeigt, wie rasant eine Diät in eine Essstörung umschlagen kann. Wann wäre der richtige Zeitpunkt gewesen zu intervenieren? Wir sehen im Fallbeispiel, dass die ersten Anzeichen für eine Essstörung bereits wenige Wochen nach Beginn der Diät auftauchen: Claires Gedanken kreisen immer mehr um Essen und Körper. Sie erhöht ihre Nahrungsmenge nicht auf eine angemessene Kalorienzahl, obwohl sie bereits ein Körpergewicht im unteren Normalgewichtsbereich erreicht hat, da sie sich immer noch als dick wahrnimmt. Sie beginnt mit zwanghaft anmutender sportlicher Betätigung. Sie zieht sich langsam von Unternehmungen zurück und konzentriert sich auf die Perfektionierung der Ernährung und der Schulleistungen. Zu diesem Zeitpunkt sind die Symptome der Essstörung noch nicht sehr ausgeprägt. Oft genügt ein beherztes Eingreifen der Eltern oder ein eindringliches warnendes Gespräch mit einer Fachperson.

Leider gibt es auch immer wieder einzelne Fachleute, die in dieser Situation die falschen Schlussfolgerungen ziehen. Besorgte Eltern, die mit einer Jugendlichen nach drei Monaten Gewichtsverlust und beginnender Essstörungssymptomatik eine ärztliche Praxis aufsuchen, werden unter Umständen beruhigt, da das Gewicht ja noch im Normalbereich liegt. Mütter werden als «überbesorgt» klassifiziert und es wird ihnen geraten, nicht zu viel Druck auszuüben, da sie damit nur das Gegenteil erreichen würden. Während dies in einigen Fällen funktionieren mag, ist dies in Fällen wie Claires ein folgenreicher Fehlschluss. Ärztliches Personal muss in diesen Situationen zwingend auf einer altersgerechten BMI-Kurve Anfangs- und Endpunkt der Diätphase einzeichnen, um die Geschwindigkeit des Gewichtsverlustes zu visualisieren und so die Gefahr einer Essstörung abzuschätzen.

Entscheidend für die Frühdiagnose einer beginnenden Essstörung ist nicht das aktuelle Gewicht, sondern die Geschwindigkeit des Gewichtsverlustes. Diese muss auf einer Perzentilen-Kurve des BMI altersgerecht bestimmt werden.

Wegweisend für die Diagnose sind dazu die weiteren typischen Symptome der Essstörung: zwanghafte Gedanken um Essen und Figur, zwanghafte sportliche Betätigung, gestörte Körperwahrnehmung und panische Angst vor Gewichtszunahme. Unabhängig vom aktuellen Gewicht bestimmt das Ausmaß der krankhaften Gedanken und Gefühle den weiteren Verlauf. Es ist unwahrscheinlich, dass eine Betroffene mit der Diät im richtigen Moment aufhören kann, wenn sie bereits in die Gedankenwelt der Essstörung eingetaucht ist.

Body-Mass-Index – Maß ohne Maß?

Der Body-Mass-Index BMI wird für Erwachsene und Kinder berechnet, indem das Gewicht durch die Größe im Quadrat geteilt wird.

$$BMI = \frac{Gewicht}{Größe^2}$$

Die Normwerte für den BMI werden von der Weltgesundheitsorganisation (WHO) gemäß folgender Tabelle für Erwachsene definiert:

Klassifikation	Frauen	Männer
starkes Untergewicht	< 15,0	< 16,0
mäßiges Untergewicht	15,0–15,9	16,0–16,9
leichtes Untergewicht	16,0–17,4	17,0–18,4
Normalgewicht	17,5–23,9	18,5–24,9
Übergewicht	24,0–28,9	25,0–29,9
Adipositas Grad I	29,0–33,9	30,0–34,9
Adipositas Grad II	34,0–38,9	35,0–39,9
Adipositas Grad III	≥ 39,0	≥ 40,0

Tabelle 1: BMI-Klassifikation nach WHO (World Health Organiziation), modifiziert nach Geschlecht, für Erwachsene

Die Normwerte von Kindern und Jugendlichen unterscheiden sich jedoch von denjenigen der Erwachsenen erheblich. Perzentilen sind Kurven, die aufzeigen, wo das Kind in einem bestimmten Alter und einer bestimmten Größe mit dem aktuellen Gewicht im Vergleich zu Gleichaltrigen liegt. Ein BMI auf der 50. Perzentile bedeutet, dass 50% der gleich großen Gleichaltrigen schwerer und 50% leichter sind, das Kind läge also genau in der Mitte der Gruppe. Die Perzentilenwerte in Deutschland wurden anhand einer großen Vergleichsgruppe erstellt und lassen sich mit dem BMI-Perzentilenrechner bestimmen.[35] Wenn ein Kind einen BMI auf der 10. Perzentile hat, dann sind 90% der Gleichaltrigen schwerer und nur 10% leichter. Wenn ein Jugendlicher einen Perzentilenabfall zeigt, besteht Grund, sich Sorgen zu machen. Untergewicht im Sinne eines Diagnosekriteriums für die Anorexie (Magersucht) besteht unterhalb der 3. bis 10. Perzentile, wenn gleichzeitig, wie bei Claire, die anderen Symptome der Essstörung vorliegen.

Auf der Perzentilenkurve in Abbildung 20 lässt sich der Krankheitsverlauf der 16-jährigen Claire nachvollziehen. Nach drei Monaten war der BMI durch eine Gewichtsabnahme von 60 kg auf 54 kg bei einer Größe von 168 cm bereits von 21,3 auf 19,1 gefallen

Body-Mass-Index (kg/m²) von Mädchen

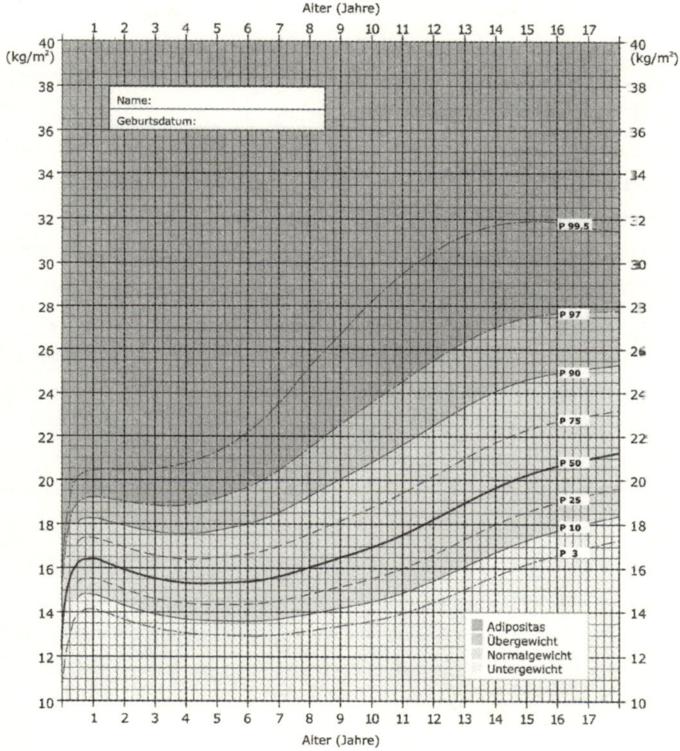

Abbildung 20: Perzentilenkurven für den Body-Mass-Index von Mädchen

und lag immer noch auf der 25. BMI-Perzentile, obwohl die Krankheit bereits voll ausgeprägt war. Nach sechs Monaten dann hatte sie bereits auf 46 kg abgenommen und lag damit unter der 3. BMI-Perzentile. Die Symptome hatten sich bereits stärker gefestigt.

Dennoch kann man bei Claire von einer Frühbehandlung sprechen. Durch das beherzte Eingreifen der Eltern kommt sie nach sechs Monaten auch ohne eigene Einsicht in unsere Sprechstunde. Die Chancen auf eine Heilung stehen gut. Studien zeigen, dass die Prognose bei Jugendlichen für die Behandlung von Essstörungen deutlich besser ist als im Erwachsenenalter.[36] Dies hat unter anderem mit der Rolle der Eltern zu tun, die die Jugendlichen aufmerksam machen und mit einer gewissen Autorität auf einer Behandlung bestehen können.

Müssen Claires Eltern sich nun Vorwürfe machen, dass sie so spät reagiert haben? Haben ihre eigenen hohen Ansprüche Claire etwa dazu animiert, sich auch in Bezug auf ihren Körper zu perfektionieren? Vergegenwärtigen wir uns nochmals den ersten Teil dieses Buches: Sowohl Claire als auch ihre Eltern stehen unter dem Einfluss der medialen Gehirnwäsche nach dem Motto «superschlank ist schön und erfolgreich». Dementsprechend wird eine «Perfektionierung» des Körpergewichtes zunächst nicht als krankhaft, sondern im Gegenteil als erfolgreich wahrgenommen. Unser Körperbild ist durch die andauernde Konfrontation mit superdünnen Models verzerrt, sodass die heutigen Eltern oft viel zu spät realisieren, dass das eigene Kind ins krankhafte Untergewicht abrutscht. Mein Vorwurf richtet sich nicht an die Eltern, sondern an Werbung und Modeindustrie. Deren Schlankheitsideale haben Claire dazu verleitet, ihre an sich sehr nützlichen Eigenschaften der Zielstrebigkeit und des Durchhaltevermögens auf den Bereich von Diät und Körperperfektion anzuwenden.

Claires Eltern spüren, mit welcher Haltung ihnen die Fachleute begegnen. Werden ihnen die Vorwürfe, die sie sich selbst schon machen, bestätigt? Werden sie in die Kategorie eingeordnet von Eltern, die nur die Leistung und den Erfolg des Kindes wahrnehmen, eine Krankheit hingegen zu lange nicht wahrnehmen wollen? Ich erlebe sowohl die Mutter als auch den Vater als sehr besorgt und bemüht, jedoch hilflos. Sie suchen Rat und Orientierung bei der Spezialistin. In der eskalierten Familiensituation reagieren sie teilweise heftig und machen Claire Vorwürfe. Ich versuche ihnen mit Respekt zu begegnen und anzuerkennen, dass sie ihr Bestes geben und Claire wirklich helfen wollen. Sie werden in die Behandlung einbezogen, nicht weil sie Schuld haben an der Essstörung, sondern weil sie als wichtigste Bezugspersonen mit unserer Unterstützung Einfluss nehmen können auf die Gesundung ihrer Tochter. Die Eltern erfahren, dass ihre Geschichte nicht außergewöhnlich ist, sondern dass die meisten Eltern einer beginnenden Essstörung ihres Kindes ähnlich hilflos gegenüberstehen.

Laura spricht wie andere Mädchen ihres Alters immer wieder davon, dass sie abnehmen möchte. Ihre Mutter versteht dies gut, da sie Laura ebenfalls als etwas pummelig wahrnimmt. Sie möchte Laura unterstützen, indem sie gesund kocht und wenig Fett verwendet. Zu den Hauptmahlzeiten gibt es viel Salat und Gemüse. Trotzdem schafft Laura es einfach nicht, auch nur ein paar Kilogramm abzunehmen. Mit dem Eintritt in die Realschule hält sich Laura immer mehr aushäusig auf und die gemeinsamen Mahlzeiten der Familie werden seltener. Laura ist ein fröhliches und unternehmungslustiges Mädchen.

Als Laura 15 Jahre alt ist, fällt der Mutter immer wieder auf, dass größere Mengen von Nahrungsmitteln plötzlich aus dem Kühlschrank verschwunden sind. Der ältere Bruder regt sich auf, als eines Tages plötzlich am Morgen kein Brot da ist, obwohl die Mutter am Tag zuvor erst einen großen Laib gekauft hat. Wenn die Familie am Wochenende zusammen isst, dann schlägt Laura richtig zu und nimmt sich mehrmals nach. Nach dem Essen verschwindet sie jeweils rasch auf ihr Zimmer. Nach einigen Wochen fällt den Eltern auf, dass sie immer unleidiger wirkt und ständig schlechte Laune hat. Bei den kleinsten Gelegenheiten regt sie sich auf und raunzt die anderen Familienmitglieder an. Die Eltern fragen sich, ob das «die Pubertät» sei oder ob etwas anderes dahinterstecke. Erst ein Jahr später bemerkt die Mutter Spuren von Erbrochenem im WC und stellt Laura zur Rede. Es kommt heraus, dass Laura bereits seit eineinhalb Jahren regelmäßig unter Essattacken leidet und anschließend erbricht. Sie wird in unserer Klinik angemeldet, wo die Diagnose einer Bulimie gestellt wird.

Auch Lauras Geschichte ist für die Entwicklung einer Essstörung typisch. Die Bulimie, Essattacken mit anschließendem Erbrechen, entwickelt sich am Anfang aus ähnlichen Gefühlen wie die Anorexie: Die Betroffenen sind meist mit ihrem Körper unzufrieden und probieren Diäten aus, die sie aber nicht durchhalten können. Wie wir im ersten Teil des Buches gesehen haben, führen ständige Diätversuche bei vielen Menschen dazu, dass sie nur noch mehr zunehmen, weil die unterdrückte Lust auf Süßigkeiten und Fettiges durchbricht und der Jo-Jo-Effekt das Gewicht nach oben treibt. Schließlich greifen manche Betroffenen zum verzweifelten Versuch, die Essattacken und das zunehmende Gewicht mit Hilfe von Erbrechen unter Kontrolle zu bekommen.

Auch hier machen wir der Mutter keine Vorwürfe dafür, dass sie die Diät der Tochter anfänglich unterstützt hat. Irregeleitet von der Diätindustrie, ist sie dem Irrtum unterlegen, der Tochter einen Gefallen zu tun, wenn sie Kohlehydrate und Fett bei den Hauptmahlzeiten reduziert. Sie war nicht informiert darüber, dass dies ein Risiko für die Entstehung von Essattacken mit sich bringt.

Frühsymptome und Warnzeichen einer beginnenden Essstörung

- Gewichtsverlust trotz Normalgewicht über mehrere Wochen
- schneller Gewichtsverlust bei Übergewicht (mehr als 1 Kilogramm pro Monat)

Der oder die Jugendliche

- verschwindet sofort nach dem Essen,
- findet Ausreden, um nicht an Mahlzeiten teilnehmen zu müssen,
- zieht sich vor Familie und Freunden zurück,
- vernachlässigt soziale Aktivitäten und lernt dafür umso eifriger,
- wirkt labiler, empfindlicher, reizbarer,
- hat Wutausbrüche im Zusammenhang mit dem Druck, essen zu müssen,
- wirkt bleich,
- hat Ringe unter den Augen,
- friert ständig,
- hat extrem kühle Hände und Füße,
- bewegt sich zwanghaft, macht vermehrt Ausdauersport.

In Teil 3 dieses Buches werden wir sehen, wie Claire, Laura und ihren Familien mit einer Behandlung geholfen werden kann.

8. Was eine Magersucht mit dem Körper und der Seele anstellt: Symptome der Essstörung

Dieses Kapitel empfehle ich jungen Menschen zum Lesen, die sich gerade seit einigen Wochen oder Monaten auf dem Weg in die Essstörung befinden. Niemand, der sich mit vollem Bewusstsein darüber im Klaren ist, wie sich eine Essstörung im späteren Verlauf anfühlt und was ihre seelischen und sozialen Folgen sind, wählt diesen Weg freiwillig. Eine Diät führt in eine zunehmende Essstörung, die sich zu Beginn noch als Erfolg anfühlt, dann aber fortschreitet zu Krankheit, Depression und Einsamkeit sowie Verlust der Leistungsfähigkeit bis hin zur Invalidität.

Leider ist die Symptomatik zum Zeitpunkt des ersten Termins bei einer Fachperson oft schon so weit fortgeschritten, dass die Betroffenen die Informationen über die Folgen der Essstörung nur noch teilweise aufnehmen können. Sie identifizieren sich bereits so sehr mit ihren eigenen Symptomen, dass sie sich innerlich gegen alle «vernünftigen» Aufklärungen sperren und kaum zuhören. Dabei habe ich mehrmals erfahren, dass dieselben Betroffenen zu einem früheren Zeitpunkt äußerten, dass sie überhaupt nicht verstehen könnten, wie jemand magersüchtig werden könne. Als sie später selbst in die Essstörung rutschten, waren sie davon überzeugt, dass ihnen das nie passieren würde. Sie meinten, einige Kilos weniger könnten sicher nicht schaden und sie selbst seien ja noch weit entfernt von dem, was sie sich unter Magersucht vorstellten. Was diesen jungen Menschen nicht klar ist:

Die Essstörung entwickelt sich meistens schrittweise aus einer Diät. Die Kontrolle geht für die Betroffenen oft unmerklich verloren. Wenn sie erkennen, dass es sich überhaupt um eine Essstörung handelt, ist es häufig für eine einfache Umkehr schon zu spät.

Seelische Symptome

Von außen betrachtet wirkt eine Essstörung oft grotesk – während sie sich entwickelt, merken die Betroffenen das aber selbst in der Regel nicht. In der Anfangsphase der Essstörung überwiegt wie im Fallbeispiel von Claire in aller Regel die Euphorie: endlich etwas geschafft zu haben, endlich schlank zu sein, endlich attraktiv und beliebt zu werden. Wenn die Euphorie abklingt, sind die Essstörungsgedanken und das gestörte Essverhalten dann schon so zwanghaft, dass die Betroffene selbst den Prozess nicht mehr stoppen kann. Während der ersten Wochen und Monate der beginnenden Essstörung gibt es aber häufig ein Zeitfenster, in welchem sich die Essstörungsgedanken noch nicht definitiv im Hirn eingenistet haben und das von Eltern und Bezugspersonen sowie den hinzugezogenen Experten für eine rasche Intervention genutzt werden kann (mehr dazu in Kapitel 12).

Wenn die Essstörung weiter fortschreitet, dann bestimmen die Gedanken über das Essen und den Körper den Alltag vollkommen. Die Jugendlichen beschreiben, dass sie fast den ganzen Tag darüber nachdenken, was sie essen sollen, welche Nahrungsmittel zu viel waren und wie sie dem Zwang zu essen ausweichen könnten. Entgegen der Hoffnung, endlich den eigenen Körper zu mögen, tritt in aller Regel eine schwere Körperwahrnehmungsstörung ein: Die Betroffenen fühlen sich weiterhin plump und dick, mindestens in den kritischen Körperregionen. Einige schildern mir, dass sie verzweifelt sind, weil sie sich oben mit weggehungertem Busen zu dünn finden, aber die Oberschenkel und den Bauch immer noch zu dick. Andere nehmen überhaupt nicht wahr, wie dünn sie sind, und wollen um jeden Preis im untergewichtigen Bereich bleiben.

Die Sorge um das Gewicht entwickelt sich zu einer eigentlichen Gewichtsphobie. Jedes Gramm mehr löst panische Ängste aus. Es kommt zu unrealistischen Befürchtungen: Die Jugendlichen schildern den Eindruck, dass sich ein einziges kleines Stück fettiger Käse zum Beispiel direkt an ihrem Bauch oder ihren Oberschenkeln anlagern und sie auf einen Schlag dick machen könnte – trotz

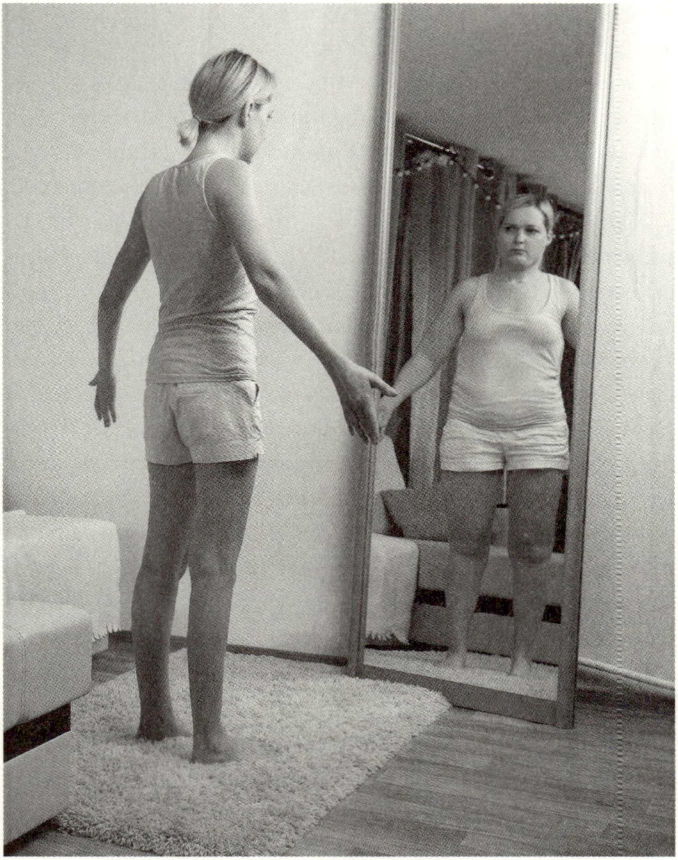

Abbildung 21: Körperwahrnehmungsstörung bei Essstörungen

ihres massiven Untergewichts. Manche meinen sogar fast wahnhaft, dass Kalorien gleichsam durch die Luft fliegen und sich an ihrem Körper anlagern können, wenn sie fettiges oder süßes Essen nur anschauen. Aufgrund dieser panischen Ängste ist der Kampf ums Essen in der Familie vorprogrammiert, sobald die Eltern helfen wollen.

Viele Auffälligkeiten im Essverhalten werden eher von den Eltern der Betroffenen beschrieben als von ihnen selbst: Magersüchtige junge Menschen essen oft extrem langsam und schneiden das

Essen unnatürlich klein. So versuchen sie, weniger zu essen und sich selbst zu beherrschen. Sie schränken die Nahrungsmittelauswahl meist schrittweise ein. Mit der Zeit entwickeln sie eine innere Liste «verbotener» Nahrungsmittel, die immer länger wird. Oft essen sie nur noch Salat, Obst und Gemüse, wenn sie in die Behandlung kommen. Die Kalorienaufnahme tendiert gegen null.

Menschen, die Essstörungen mit Essattacken entwickeln, versuchen häufig, tagsüber Diät zu halten, und essen bei den Hauptmahlzeiten sehr wenig. Gegen Abend dann überwiegt der Essensdrang und es kommt zu einem impulshaften Durchbruch, indem sie vor allem die «verbotenen» Nahrungsmittel in hoher Geschwindigkeit in sich hineinstopfen. Nicht selten mischen sich magersüchtige Phasen mit Essattacken. In der Anfangsphase der Essstörung sind die Betroffenen stolz darauf, sich beherrschen zu können. Umso enttäuschter sind sie, wenn die Selbstbeherrschung dann verloren geht – womit sie selbst niemals gerechnet haben – und sie Essattacken erleiden. Sie hassen sich dafür und haben massive Schuldgefühle.

Im Verlauf einer längeren Essstörung häufen sich die Essattacken und werden schließlich zur täglichen Gewohnheit. Häufig werden dann Gegenmaßnahmen wie Erbrechen oder extreme sportliche Betätigung ergriffen, um die Kalorien wieder loszuwerden. Auch Medikamente wie Abführmittel oder sogar Schilddrüsenhormone oder Entwässerungsmittel werden zum Teil eingenommen, um das Gewicht zu reduzieren. Abführmittel können bei Menschen mit Essstörungen zur Sucht werden: Sie werden süchtig nach dem «leeren» Gefühl im Magen-Darm-Trakt, das durch die Mittel erzeugt wird. Zudem gewöhnt sich der Verdauungstrakt an die Mittel und ein normaler Stuhlgang ist ohne Abführen bald nicht mehr möglich. Magersüchtige Jugendliche behaupten oft, keinen Hunger zu haben. Häufig erfahren wir erst im Nachhinein, welche Methoden sie genutzt haben, um ihren Hunger zu unterdrücken. Sie trinken extrem viel Wasser oder andere Getränke ohne Kalorien, um sich damit den Magen zu füllen. Sie treiben Sport, um den Hunger zu betäuben. Einige essen sogar Watte.

Marina steht im Wartezimmer, als ich sie abhole. Weinend schildert sie mir, dass sie sich total getrieben fühle. Sie empfindet Schuldgefühle, wenn sie länger als zehn Minuten sitzt. Sie macht den ganzen Tag Turnübungen im Zimmer, sobald sie unbeobachtet ist. Außerdem fühlt sie sich unter dem Zwang, ständig die Oberschenkel anzuspannen, weil sie das Gefühl nicht ertrage, wie ihre ‹fetten Schenkel auf dem Stuhl aufliegen›. Sie hasst ihren ‹fetten Bauch› und stellt sich mehrmals am Tag seitlich vor den Spiegel, insbesondere nach den Mahlzeiten, um zu kontrollieren, ob sich der Bauch noch weiter vorwölbt.

Marina ist zu diesem Zeitpunkt 16 Jahre alt, 170 Zentimeter groß und wiegt 43 Kilogramm.

Gegen die Bewegungszwänge können sich die Betroffenen oft mit der Zeit kaum noch wehren. Sie müssen ununterbrochen stehen oder sogar Körperübungen machen, kommen nicht mehr zur Ruhe. Auch wenn die jungen Menschen unter diesem Zwang leiden und erkennen, dass zu viel Bewegung ihrer Gesundheit schadet, ist der innere Drang zu groß und sie müssen ihm fortlaufend nachgeben.

Ein weiterer häufiger Zwang bei Essstörungen ist das obsessive Wiegen. Meist wird das Gewicht von Menschen mit Essstörungen streng kontrolliert und die Zahl auf der Waage wird zum Damoklesschwert. Jedes Gramm zu viel löst Panik und massive Schuldgefühle aus. Manche Betroffene wiegen sich zwanghaft vor und nach jedem Essen oder sogar nach dem Trinken von Wasser. Oder sie kontrollieren ständig im Spiegel oder durch Befühlen ihres Körpers, ob sie zugenommen haben (das sogenannte «Body-Checking»). So tasten sie beispielsweise andauernd ihre Schlüsselbeine, ihre Beckenknochen oder Ellenbogen, um sicherzustellen, dass diese genügend vorstehen. Manche umfassen ständig mit einer Hand das Handgelenk des anderen Arms oder mit beiden Händen ihre Oberschenkel, um zu überprüfen, ob diese dünn genug sind. Viele schildern mir, dass sie andauernd damit beschäftigt sind, diese Kontrollen durchzuführen, die ihnen Sicherheit geben.

Alle diese Verhaltensweisen halten die Krankheit aufrecht, da sie den Fokus der jungen Menschen immer mehr auf die Merkmale des Körpers richten, die sie als belastend empfinden. Dem

Laien mag dies obskur und vollkommen unlogisch erscheinen. Doch vergessen wir nicht: Es handelt sich um eine medizinische Krankheit mit Symptomen, die nichts mit Logik zu tun haben. Die Betroffenen sind intelligente Menschen, können sich aber diese Verhaltensweisen alleine mit Vernunft nicht selbst ausreden – geschweige denn von den Eltern oder Partnern einfach ausreden lassen.

Häufig berichten mir die Familien, dass die essgestörten Jugendlichen gerne für die anderen kochen, selbst aber kaum etwas davon verzehren würden. Ein häufiges Symptom der Essstörung ist die andauernde Beschäftigung mit Nahrung, Essen und Kochen, gewissermaßen eine Ersatzbefriedigung für das eigene Essen. Betroffene schilderten mir im Nachhinein, dass es ihnen in der Krankheitsphase große Genugtuung gebracht habe mitzuerleben, wie die anderen das von ihnen gekochte reichhaltige Essen zu sich nahmen. Sie selbst hingegen waren stolz, sich beherrschen zu können und kaum etwas davon zu verzehren.

Für die Behandlung ist es wichtig, die beschriebenen Verhaltensweisen gemeinsam aufzuspüren und zu bekämpfen. Die Betroffenen müssen sich aber auch darüber bewusst werden, dass ihre zwanghaften Verhaltensmuster letztlich aus einem übertriebenen gesellschaftlichen Schlankheitsdruck entstanden sind. Es sind die krankhaften Ausprägungen der kollektiven gesellschaftlichen Essstörung im Individuum.

Durch die zunehmende Beschäftigung mit der Welt der Essstörung verliert alles andere für die Betroffenen an Bedeutung. Sie werden einsam. Die Umgebung beobachtet, dass die jungen Menschen sich zurückziehen, Familie und Freundinnen machen sich Sorgen. Von den Betroffenen selbst wird dies in der Anfangsphase der Krankheit meist heftig bestritten. Sie behaupten, es gehe ihnen gut und sie bräuchten keine Hilfe. Meine Erfahrung aus vielen Gesprächen mit später gesund gewordenen jungen Frauen und Männern ist, dass sie im Nachhinein die Dinge meist anders sehen. Sie berichten, dass sie in der ersten Zeit der Essstörung panische Angst hatten zuzugeben, dass etwas nicht stimmt und dass es ihnen nicht gut geht, obwohl sie sich erbärmlich fühlten. Denn jedes Zugeben hätte bedeutet, dass sie etwas ändern müssten, und das hätte für sie zu jenem Zeitpunkt nur eines geheißen: wieder fett und unansehnlich zu werden! Und das wollten sie um jeden Preis vermeiden. Im Nachhinein bedauern sie, dass sie nicht früher ein Einsehen hatten und sich helfen lassen konnten.

Entgegen der anfänglichen Eigenwahrnehmung, die meist krampfhaft aufrechterhalten wird, macht die fortschreitende Essstörung in aller Regel zunehmend depressiv. Die Betroffenen wirken bedrückt, freudlos und unternehmen weniger mit Gleichaltrigen. Sie sind auch labiler und reizbarer, die Tränen fließen häufiger und Verzweiflung macht sich breit. Von der Umgebung fühlen sie sich in der Regel unverstanden, was die Einsamkeitsgefühle noch verstärkt. Beziehungen in der Familie und zu Freunden werden durch länger andauernde Essstörungen oft stark belastet oder sogar zerstört.

Während anfänglich die Leistungsfähigkeit oft erstaunlich hoch ist, weil die Betroffenen alle Kräfte mobilisieren und der Körper noch widerstandsfähig ist, gibt es häufig nach einigen Monaten einen starken Abfall der körperlichen Energie. Die Konzentration beim Lernen lässt plötzlich nach. Der Schein der Perfektion und des Funktionierens kann nicht mehr aufrechterhalten werden, die Krankheit wird offensichtlich. Doch selbst wenn die Betroffenen schließlich erkennen, dass sie unter einer Essstörung leiden und Hilfe brauchen, ist die Angst vor dem Zunehmen oder die Gewohnheit der Essattacken oftmals so stark, dass sie sich gegen die vorgeschlagenen Maßnahmen zunächst zur Wehr setzen. Alles, was mit Gewichtszunahme verbunden ist, macht noch zu große Angst.

Ist erst der Punkt erreicht, an dem die Krankheit von allen Lebensbereichen Besitz ergriffen hat, lassen sich in der Regel längere Behandlungen verbunden mit Klinikaufenthalten nicht mehr vermeiden. Deren Erfolgsaussichten sind desto größer, je früher die Erkrankung entdeckt und mit der Behandlung begonnen wurde. Vielen kann so geholfen werden. Diejenigen aber, die mit aller Kraft an der Essstörung festhalten, enden sehr häufig sozial isoliert und arbeitsunfähig. Partnerschaften zerbrechen dann meistens an der Herausforderung für den gesunden Partner, der es nach einiger Zeit nicht mehr ertragen kann, dass sich alles nur noch um die Essstörung und deren Behandlung dreht.

Bei jüngeren Menschen, die noch nicht so lange in der Essstörung verharren, lassen sich mit Hilfe einer frühzeitigen fachgerechten Therapie oft sehr gute Erfolge erzielen (mehr zur Behandlung in Teil 3 dieses Buches). Bei einem chronischen Verlauf der Essstörung ist es jedoch sehr schwer, die Symptomatik durch eine Behandlung vollständig zum Verschwinden zu bringen.

Aline litt als junges Mädchen während drei Jahren an einer Essstörung und war unter anderem auf einer Station in unserer Klinik in Behandlung. Im Alter von 25 Jahren sucht sie mich auf, um nochmals darüber zu sprechen. Sie hat sich sehr gut entwickelt, studiert Biologie und lebt mit einem Partner zusammen. Und doch berichtet sie mir, dass sie immer noch aufpassen müsse, dass sie nicht in die Essstörung zurückfällt. In Stresssituationen oder bei belastenden Ereignissen schleichen sich immer wieder Essstörungsgedanken ein und sie muss dagegen ankämpfen, Gewicht zu verlieren. Doch sie weiß, dass sie auf keinen Fall in die schlimmste Zeit ihres Lebens zurückmöchte, als die Essstörung vollständig von ihr Besitz ergriffen hatte.

Aline kann stolz auf sich sein. Nach jahrelanger Essstörung hat sie einen Weg hinaus gefunden. Sie hat sich mit den körperlichen und seelischen Ursachen ihrer Magersucht befasst und in der Therapie viel über sich selbst gelernt. Sie weiß, dass es eine weitaus größere Leistung ist, die Essstörung zu besiegen, als den Wettbewerb der Magersucht zu gewinnen, wer den dünnsten Körper hat.

Körperliche Symptome

Essstörungen betreffen den gesamten Körper.[37] Durch die Unterernährung schaltet der Organismus gewissermaßen auf Sparflamme: Es kommt zu einer Schilddrüsenunterfunktion. Blutdruck und Puls fallen ab, die Körpertemperatur sinkt. Daher werden die Betroffenen blass und es wird ihnen schneller schwindelig. Hände und Füße sind immer kalt, die Person friert ständig. Sollte die Unterernährung anhalten, wird es gefährlich: Blutdruck und Puls können lebensgefährlich tief absinken, was zu Kreislaufzusammenbrüchen führen kann.

Der Körper spart auch durch eine hormonelle Umstellung: Die Ausschüttung der Sexualhormone wird stark gesenkt. Dies bedeutet, dass essgestörte Frauen keine Menstruation mehr bekommen (Amenorrhoe) und bei beiden Geschlechtern die Libido (Lust auf Sexualität) abnimmt. Sollte dies länger andauern, kommt es auch bei ganz jungen Frauen – ähnlich wie bei Frauen nach der Menopause – zu Osteoporose, gleichbedeutend mit einem Knochenabbau. Dies ist der Grund, warum Frauen nach längerer Essstörung auch schon in jungen Jahren vermehrt Knochenbrüche erleiden können. Bei Essstörungen mit häufigen Essattacken und Erbrechen kann es auch ohne Untergewicht zu Menstruationsausfall und Osteoporose kommen. Die reduzierten Sexualhormone führen zu Unfruchtbarkeit; die Möglichkeit, schwanger zu werden, ist stark eingeschränkt. Bei jüngeren Jugendlichen kommt es zum Pubertätsunterbruch. Hierdurch wird das Wachstum gehemmt und die weibliche oder männliche Entwicklung wird vorläufig ausgesetzt. Wenn diese jungen Menschen länger in der untergewichtigen Essstörung verharren, bleiben sie dauerhaft kleiner und die Mädchen haben auch als Frauen kaum ausgeprägte weibliche Körperformen.

Die Haut wird trocken, es kommt zu starkem Haarausfall und brüchigen Nägeln. Gleichzeitig wachsen auf den Armen und Beinen vermehrt kleine weiche Haare, die sogenannte Lanugobehaarung. Die Betroffenen leiden häufig unter Eisenmangel, was zu Anämie (Blutarmut) führt, wodurch die blasse Hautfarbe und die Augenringe noch verstärkt werden.

Bei häufigem Erbrechen wird der Elektrolythaushalt im Blut (Blutsalze) gestört. Es kann Kaliummangel auftreten, der lebensgefährliche Herzrhythmusstörungen auslösen kann. Bei starken und anhaltenden Essstörungen kann es zu Nierenversagen kommen. Die beim Erbrechen regelmäßig hochgewürgte Magensäure schädigt auf die Dauer die Speiseröhre bis hin zu gefährlichen Blutungen und führt zu massiven Zahnschäden. Zudem werden die Speicheldrüsen ständig überbeansprucht und vergrößern sich dadurch. Diese Schwellung wird im Gesicht sichtbar, die Betroffenen haben «Pausbacken». Dies fehlinterpretieren sie wiederum als «zu dick im Gesicht», wodurch die Essstörung weiter beflügelt wird.

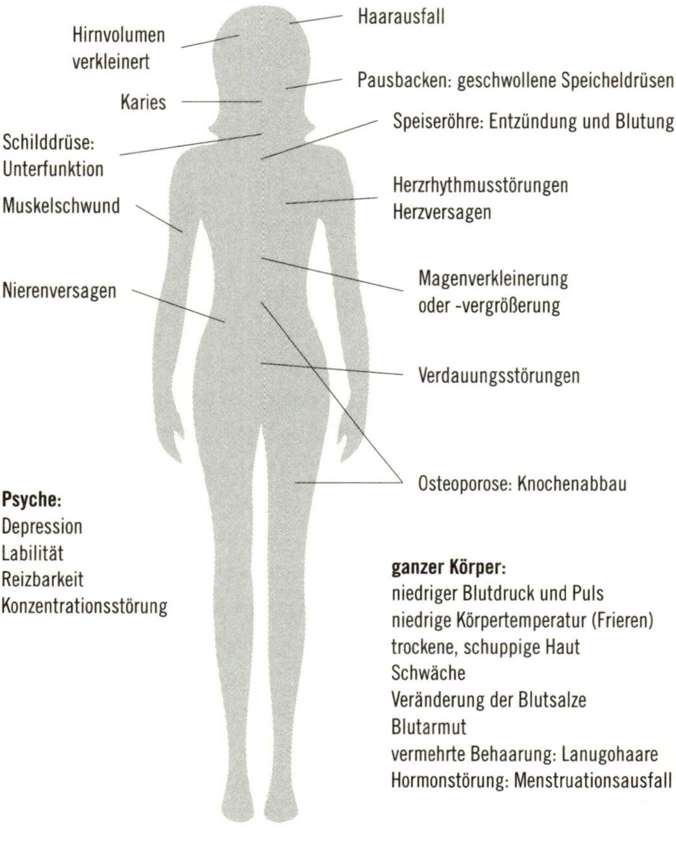

Abbildung 22: Essstörungen betreffen den ganzen Körper (modifiziert nach Pauli/Steinhausen, 2006).

Durch die geringe und unregelmäßige Nahrungszufuhr verlangsamt sich die Verdauung. Bei Magersucht verkleinert sich der Magen, weshalb viele von Anorexie Betroffene unter Bauchschmerzen nach dem Essen leiden. Durch diese Mechanismen haben sie auch nach kleinsten Essmengen bereits den Eindruck, «übervoll» zu sein. Eltern und Partner halten das für eine Ausrede und regen sich darüber auf. Wir erklären ihnen dann, dass es sich um ein medizinisches Phänomen handelt. Auch die Betroffenen können sich nicht auf ihr körperliches Gefühl der «Völle» verlassen, sondern müssen erkennen, dass es sich dabei um ein Krankheitssymptom handelt. Die Verdauung kann wieder beschleunigt werden und der Magen sich wieder auf Normalgröße ausdehnen, indem die Nahrungsmenge Schritt für Schritt zu einer normalen Portion gesteigert wird. Für die Eltern und andere Angehörige heißt das: Sie müssen Verständnis zeigen, zugleich aber mit Nachdruck vertreten, dass die Nahrungsmenge schrittweise erhöht wird, selbst wenn die Betroffene sich bereits nach kleinsten Mengen über Bauchschmerzen und Völlegefühl beschwert. Durch den langsamen Nahrungsaufbau verschwinden diese Symptome in aller Regel binnen weniger Wochen.

Bei bulimischen Erkrankungen hingegen dehnt sich der Magen durch die Essattacken aufgrund der enormen Nahrungsmengen massiv aus. Hierdurch empfinden die Betroffenen kein Sättigungsgefühl mehr und die Essattacken werden immer heftiger.

Kalorienmangel führt nicht nur zu Fett-, sondern auch zu Muskelabbau. Viele männliche Jugendliche mit Anorexie möchten gerne schlank und muskulös sein. Wenn sie jedoch übereifrig trainieren und gleichzeitig zu wenig essen, bauen sich Muskeln nicht auf, sondern ab. Am Ende wirken die Jungen ausgemergelt und schwächlich – ganz im Gegensatz zu ihrem angestrebten Ideal.

Das Hirn wird bei Essstörungen mit Energie unterversorgt. In bildgebenden Verfahren wie der Magnetresonanztomographie zeigt sich, dass die Hirnmasse vorübergehend regelrecht schrumpft. Konzentration und Leistungsfähigkeit sind beeinträchtigt.

Während die Essstörung meist aus dem Wunsch nach Schönheit und Schlanksein entspringt, steht am Ende ein abgebauter, ausgemergelter Körper, der weder vom Umfeld noch von den Betroffenen als schön wahrgenommen wird. Wenn junge Mädchen mit beginnender Essstörung solche Bilder sehen, distanzieren sie sich ausdrücklich davon. Sie sind überzeugt, dass es bei ihnen niemals so weit kommen wird, und wünschen sich keinesfalls, so auszusehen. Doch die fortschreitende Essstörung vernebelt den Blick auf den eigenen Körper, sodass die Zeichen des Zerfalls von den Betroffenen oft selbst nicht mehr erkannt werden.

Leider sind Essstörungen Krankheiten, die sich durch ihre eigenen Symptome verstärken und somit selbst aufrechterhalten. Ein wahrer Teufelskreis. Eine umfassende Beschreibung der Ursachen und aufrechterhaltenden Mechanismen der Essstörung findet sich in Kapitel 10.

Bilden sich die körperlichen Folgen nach Überwinden der Essstörung zurück?

Die gute Nachricht: Die meisten der geschilderten körperlichen Symptome sind bei kürzeren Essstörungen reversibel. Das heißt, eine vollständige Erholung des Körpers ist noch möglich. Über die Langzeitfolgen anhaltender Essstörungen ist viel geforscht worden. Neueste Ergebnisse zeigen, dass sich bei einer Erkrankung von mehreren Jahren ein Teil der körperlichen Beeinträchtigungen nicht vollständig zurückbildet. Bei Personen, die nach langjähriger Essstörung wieder gesund wurden, sind auch Jahre später weiterhin Spuren der Erkrankung in Hirnscans oder bei Knochendichtemessungen zu finden.[38] Auch aus diesem Grunde lohnt sich die frühzeitige und nachhaltige Erkennung und Behandlung von Essstörungen.

Bisher haben wir Essstörungen im Allgemeinen betrachtet und das Kaleidoskop der vielfältigen Symptome angeschaut. Das nächste Kapitel beschäftigt sich mit der Einteilung der Essstörungen und beschreibt, wie häufig diese einzelnen Krankheitsmuster und ihre Vorläufer vorkommen.

9. Welche Essstörungen gibt es und wie häufig kommen sie vor?

Vorläufer von Essstörungen

Bereits ab dem Alter von fünf Jahren bevorzugen Mädchen schlankere Körperideale als Jungen.[39] Eine umfassende Studie bei deutschen Kindern und Jugendlichen ergab, dass über ein Fünftel der Kinder und Jugendlichen Symptome einer Essstörung aufwiesen. Knapp 30% der Mädchen und gut 15% der Knaben zeigten ein derart auffälliges Essverhalten, dass Verdacht auf eine Essstörung besteht.[40] In einer großen Befragung von fünfzehn- bis sechzehnjährigen Jugendlichen in der Schweiz gaben 56% der Mädchen an, dass sie gerne abnehmen würden und 28% waren zum Zeitpunkt der Studie auf Diät. 22% der Mädchen erklärten, mehrmals pro Woche enorm viel zu essen, ohne damit aufhören zu können – klare Vorläufer von Essattacken.[41]

Diese erschreckenden Zahlen bestätigen unsere Diagnose im ersten Teil des Buches vor allem in Bezug auf die jüngere Generation: Die Essstörung der Gesellschaft schlägt sich nieder in einer sehr großen Gefährdung junger Menschen für Essstörungen, wobei junge Frauen besonders betroffen sind.

Ist Adipositas auch eine Essstörung?

Die Neigung zu Übergewicht ist vererbt, aber die gelernten Ernährungs- und Bewegungsmuster spielen bei der Entstehung eine ebenso große Rolle. Keinesfalls kann man davon sprechen, dass Adipositas ein rein seelisches Phänomen sei, die körperlichen Faktoren sind ebenso wichtig. Übergewicht ist bei Frauen definiert durch einen BMI von 24–29 kg/m² und bei Männern von 25–30 kg/m². Adipositas als starkes Übergewicht besteht bei einem BMI von über 29 bei Frauen und über 30 bei Männern. Ca. 44% der Männer und 29% der Frauen in Deutschland leiden unter

Übergewicht, ca. 23% der Männer und 24% der Frauen an Adipositas.[42] Das Spektrum ist sehr breit und reicht von leichter Körperfülle bis hin zu massiven Gesundheitsstörungen durch Fettleibigkeit. In der Schweiz sind ca. 26% der Bevölkerung von Übergewicht und ca. 7% von Adipositas betroffen.[43] Leichtes Übergewicht verursacht kaum Gesundheitsschäden. Dennoch ist der Leidensdruck, verbunden mit Selbstablehnung, insbesondere bei jungen Frauen oft sehr hoch. Bei deutschen Kindern und Jugendlichen liegt der Anteil an Übergewichtigen bei ca. 10–20%, adipös sind 4–8%. Die hohe Verbreitung des Übergewichtes legt den Schluss nahe, dass es sich hierbei um einen Auswuchs der essgestörten Gesellschaft und somit auch um eine Essstörung des Individuums handelt. Im strengen Sinne ist die Adipositas jedoch nicht als Essstörung definiert. Nicht alle übergewichtigen Menschen haben psychische Probleme oder eine Essstörung. Das sogenannte «Binge Eating», eine Essstörung mit Essattacken ohne Gegenmaßnahmen, tritt jedoch bei Menschen mit Übergewicht oder Adipositas gehäuft auf. Immerhin 26% aller Kinder und Jugendlichen mit Übergewicht leiden unter Essattacken mit Kontrollverlust im Sinne einer Binge-Eating-Störung.[44] Menschen mit deutlichem Übergewicht neigen außerdem zu einer erhöhten Rate von Depressionen und Ängsten, nicht zuletzt durch die massive Ablehnung, die ihnen entgegenschlägt – Auswüchse unserer diätversessenen Kultur und die Kehrseite des medialen Schlankheitswahns, wie wir in Teil 1 dieses Buches gesehen haben.

Adipositas ist nicht als Essstörung im engeren Sinn definiert. Nicht alle Menschen mit Übergewicht haben psychische Probleme oder eine Essstörung. Binge Eating tritt jedoch gehäuft auf.

Übergewichtige leiden sehr stark unter einer gesellschaftlichen Stigmatisierung, die Selbstablehnung, Depressionen und soziale Ängste begünstigen kann.

Einteilung der klassischen Essstörungen

Sarah sehe ich im Alter von 14 Jahren in meiner Sprechstunde, nachdem ihre Eltern sie aus einer Kinderklinik herausgeholt haben. Alle Beteiligten sind verzweifelt, weil sie kaum Fortschritte in der Behandlung gemacht hat. Sie verspricht, in einer ambulanten Therapie gut mitzumachen, weil sie unter keinen Umständen mehr in eine Klinik aufgenommen werden will. Die Jugendliche ist zu diesem Zeitpunkt bereits seit zwei Jahren krank nach erfolglosen Behandlungen auf mehreren Stationen. Es folgt eine intensive Therapie mit Einzel- und Familiengesprächen, die allen Beteiligten viel abverlangt, aber schließlich zum Erfolg führt: Sarah nimmt zu und ihr Essverhalten normalisiert sich. Die Eltern sind erleichtert. Obwohl ich zu diesem Zeitpunkt als Therapeutin sehe, dass Sarah nicht völlig gesund ist, gelingt es mir nicht, sie für eine Weiterführung der Behandlung zu gewinnen. Nach einigen Monaten gesteht Sarah verzweifelt, dass sie bereits seit Wochen unter heimlichen Essattacken leidet, nach denen sie regelmäßig erbricht. Sie schämte sich so dafür, dass sie weder den Eltern noch mir davon berichtet hatte. Es folgen weitere intensive therapeutische Bemühungen und ein weiterer – diesmal freiwilliger – Klinikaufenthalt. Schließlich kann Sarah das Erbrechen aufgeben, leidet aber weiterhin unter gelegentlichen Essattacken. Sie kämpft weiterhin mit dem Wunsch abzunehmen, bis sie sich endgültig von diesem Ziel verabschieden kann. Mit sechzehn Jahren hat Sarah ihre neuen Ziele erreicht: sie wird an eine Kunstschule aufgenommen. Ihr Essverhalten kann sie nun wieder selbst regulieren bei einem stabilen Gewicht im Normalbereich.

Die Einteilung der Essstörungen beschreibt klare Kategorien, die Realität sieht jedoch anders aus. Es gibt viele Mischformen und atypische Essstörungen, die nicht minder gefährlich und mit hohem Leidensdruck verbunden sind. Zudem wechseln bei vielen Betroffenen die Diagnosen im Laufe ihres Lebens. Ein typischer Verlauf wie bei Sarah beginnt mit einer magersüchtigen Phase im Jugendalter, danach kippt die Essstörung häufig in eine Bulimie (Essattacken mit Erbrechen) oder ein Binge Eating (Essattacken ohne Erbrechen). Viele Jugendliche mit Anorexie können geheilt werden, andere entwickeln atypische Formen von Essstörungen, die sich erst später verlieren. Eine Essstörung kann aber in selteneren Fällen auch direkt mit Essattacken beginnen und dann in eine

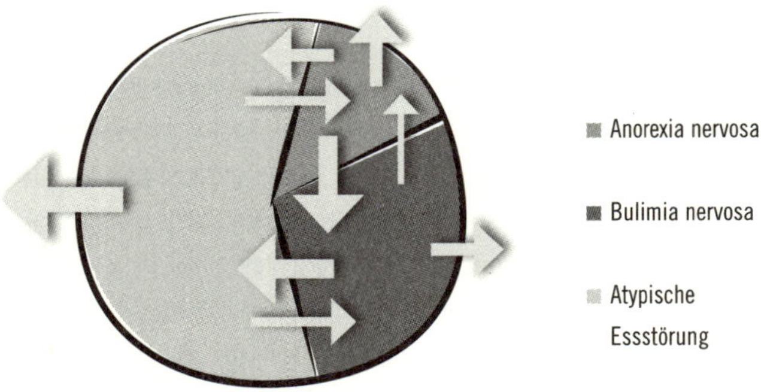

Abbildung 25: Veränderung von Essstörungsdiagnosen im Lebensverlauf nach Fairburn, 2003

Magersucht umkippen. Abbildung 23 zeigt, wie Essstörungsdiagnosen sich im Laufe des Lebens verändern. Die Dicke der Pfeile entspricht dabei der Anzahl der Betroffenen, die zwischen den Kategorien der Krankheit wechseln oder gesund werden.[45]

Die Einteilung der Essstörungen wird hier gemäß dem in Europa gültigen Manual ICD 10 dargestellt:

Anorexia nervosa	**Bulimia nervosa**
Gewichtsverlust (BMI < 17,5)	Essattacken während drei Monaten mindestens zweimal pro Woche
Gewichtsverlust ist selbst herbeigeführt	Andauernde Beschäftigung mit dem Essen Gier und Zwang zu essen
Selbstwahrnehmung als «zu fett» Niedrige Gewichtsschwelle für sich selbst	Gegenmaßnahmen: Erbrechen, Hungerepisoden, Medikamente, exzessiver Sport
Endokrine Störung (Hormonstörung): Amenorrhoe (Menstruationsverlust), Libidoverlust	Selbstwahrnehmung als «zu fett»
Kriterien der Bulimia nervosa nicht erfüllt	Exzessive Angst, zu dick zu werden

Tabelle 2: Kriterien der Anorexie nervosa und Bulimia nervosa nach ICD 10

Die Anorexie wird eingeteilt in zwei Unterkategorien: Bei der restriktiven Anorexie wird das Untergewicht allein durch Hungern erreicht. Bei der purgativen Form dagegen wird zusätzlich zum Hungern noch mit Erbrechen, Diätpillen und exzessiver sportlicher Betätigung das Gewicht reduziert. Im Unterschied zur Bulimie erfolgt das Erbrechen auch nach sehr geringen Nahrungsmengen und meist ohne Essattacken.

In der Übersicht in Tabelle 2 zeigen sich große Ähnlichkeiten der Anorexia nervosa mit der Bulimie. Die beiden Krankheiten sind wie «Schwestern», ähnlich und doch verschieden. Beiden gemeinsam sind der übersteigerte Wunsch nach Schlankheit und die verzerrte Selbstwahrnehmung als zu dick. Die Bulimie ergibt sich meistens aus dem gescheiterten Versuch einer Totaldiät, sozusagen einer gescheiterten Magersucht; es handelt sich daher in der Selbstwahrnehmung der Betroffenen bei den Essattacken oft um ein schreckliches Versagen. Das Körpergewicht ist bei der Bulimia nervosa in der Regel normal oder im Bereich des leichten Untergewichtes, während die Anorexie zu sehr gefährlichem Untergewicht führt.

Essstörungen sind vielgestaltig und können im Lebensverlauf die Form wechseln. Neben den klassischen Essstörungen gibt es viele Mischformen.

Viele klinische Essstörungen passen nicht in die vorgegebenen Schemata der Diagnostik. Die sogenannten atypischen Essstörungen, bei denen sich zum Beispiel eine Anorexie mit einer Bulimie mischt und nicht alle Kriterien einer einzigen Störung erfüllt sind, kommen sogar häufiger vor als die klassischen Formen.[46] Fachleute sind der Meinung, dass die Kriterien zu eng gefasst sind. Daher hat man diese im neu erschienenen amerikanischen Diagnosemanual DSM 5 angepasst: Eine Anorexie wird bereits bei einem BMI unter 18,5 (anstatt unter 17,5) diagnostiziert, wenn die übrigen Symptome der Magersucht vorhanden sind. Bei der Bulimia nervosa wird die Diagnose bereits gestellt, wenn nur eine Essattacke pro Woche (anstatt zwei) auftritt.

Insgesamt leiden bis zu 5% der Menschen in Industrieländern

im Laufe ihres Lebens an einer Essstörung. Am häufigsten sind die atypischen Formen von Essstörungen und das Binge Eating mit Essattacken ohne Gegenmaßnahmen. Die Betroffenen erkennen meist gar nicht, dass sie an einer Essstörung leiden, und sind häufig übergewichtig. Eine voll ausgeprägte Magersucht liegt in Europa bei ca. 1 bis 4% der jungen Frauen vor, die Bulimie bei bis zu 1 bis 2%.[47] Bei Jugendlichen überwiegt jedoch die Anzahl der Betroffenen mit Magersucht, da die meisten Essstörung mit einer magersüchtigen Hungerphase beginnen. Gerade bei weiblichen Jugendlichen hat sich die Häufigkeit der Anorexie nach neueren Studien erhöht, was teilweise auf bessere Früherkennung, aber auch auf einen früheren Beginn der Essstörungen und den zunehmenden Schlankheitsdruck hindeuten könnte.[48] Natürlich ist eine Anorexie mit Untergewicht auch die Krankheit, die der Familie als Erstes auffällt, während eine Bulimie mit Essattacken länger unentdeckt bleiben kann. Das Ersterkrankungsalter der Essstörungen hat sich in den letzten Jahrzehnten verschoben, die Betroffenen werden immer jünger.[49] Die Gründe dafür haben wir im ersten Teil des Buches dargestellt: Immer jüngere Kinder werden der medialen Bilderflut über Diät und Schlankheit ausgesetzt. Zudem wachsen sie durch den Zweitgenerationen-Effekt bereits von früher Kindheit an mit den Themen des gesunden Essens und Abnehmens auf.

Ganz neue Zahlen aus den skandinavischen Ländern geben zu denken. Dort wird die genaue Anzahl von Menschen mit Essstörungen – im Gegensatz zu Deutschland – in einem nationalen Gesundheitsregister erfasst. So können für ganze Generationen sogenannte Lebenszeitprävalenzen von Essstörungen bestimmt werden. Dies bedeutet, dass man feststellen kann, wie viele der Menschen, die in einer bestimmten Zeit aufgewachsen sind, im Laufe ihres Lebens eine Essstörung entwickeln. Auf dem Kongress der Deutschen Gesellschaft für Essstörungen 2018 wurde von der finnischen Forscherin Anna Keski-Rahkonen berichtet, dass 3,6% der Frauen, die in den 1970er Jahren geboren sind, im Laufe ihres Lebens eine Anorexie nervosa entwickelt hatten. Von den Frauen, die in den 1980er Jahren geboren waren, waren es jedoch bereits 6%. Was haben wir für die jungen Frauen zu erwarten, die noch später geboren sind? Die Zahlen zeigen eine alarmierende Zunahme, die nicht allein durch verbesserte Diagnostik zu erklären ist. Es muss ein Zusammenhang zu den im ersten Teil des Buches angeprangerten gesellschaftlichen Faktoren vermutet werden, die die Essstörung begünstigen.

Ungefähr 70 bis 90% der klassischen Essstörungen treten bei jungen Mädchen und Frauen auf und nur 10 bis 30% bei Jungen und Männern. Ausnahmen sind die vorpubertären emotional bedingten Essstörungen und das Binge Eating bei Erwachsenen. Diese Essstörungen kommen bei beiden Geschlechtern gleich häufig vor.

Beide «Schwestern», die Anorexie und die Bulimie, sowie auch ihre Mischformen sind Kinder desselben Elternpaares: eine essgestörte Gesellschaft, gepaart mit der Empfindlichkeit der betroffenen Person für den Ausbruch der Essstörung. Im nächsten Kapitel werden wir sehen, wie diese beiden Faktoren in der Entstehung der individuellen Essstörung zusammenwirken.

10. Ursachen von Essstörungen

Die Entstehung von Essstörungen ist komplex. In Teil 1 dieses Buches haben wir die gesellschaftlichen Hintergründe ausführlich beleuchtet. Dabei wurde deutlich, dass die Essstörung des Einzelnen auf dem Nährboden einer essgestörten Gesellschaft entsteht. Aber warum haben dann nicht alle jungen Frauen eine Essstörung? Und warum sind Jungen weniger betroffen, obwohl sie ja auch einem zunehmendem Schlankheitsdruck ausgesetzt sind? Immer wieder wird von Kritikern eingewendet, dass so schädlich die Einflüsse der Medien ja nicht sein können; immerhin bleibe die Mehrheit der Jugendlichen gesund. Der gesellschaftliche Schlankheitsdruck komme somit als Ursache für die Magersucht nicht in Frage. Es sei «viel zu kurz gegriffen», wenn die Magersucht auf den Schlankheitswahn der Gesellschaft zurückgeführt würde, da andere Faktoren bei den Betroffenen dazukommen müssen, damit die Krankheit ausbricht.

Wir wissen, dass in Kulturen, in denen die modernen Medien Einzug gehalten haben, parallel dazu die Häufigkeit der Essstörungen dramatisch ansteigt. Ein klares Beispiel hierzu liefern eindrückliche Studien aus den Fidschi-Inseln. Weite Teile der Bevölkerung lebten vor Einführung des Fernsehens noch relativ wenig beeinflusst von der westlichen Kultur und deren Schönheitsidealen. Füllige und wohlgeformte Frauen galten als schön, Essstörungen gab es so gut wie nicht. Mit der Einführung des Fernsehens im Jahr 1995 zeigte sich ein drastischer Anstieg der Rate an Essstörungen. Spätere Untersuchungen zeigten auf, dass zusätzlich zur direkten Exposition des Fernsehens vor allem die Nutzung von sozialen Medien die Wahrscheinlichkeit der Entstehung von Essstörungen erhöhte.[50, 51]

Anzuzweifeln, dass die gesellschaftliche Essstörung mit Schlankheitsdruck und Diätwahn die Wahrscheinlichkeit für Essstörungen der einzelnen Menschen steigert, wäre in etwa so, wie wenn man bestreiten wollte, dass Rauchen zu Lungenkrebs führen kann. Das Argument wäre dasselbe: Nicht alle Raucher erkranken an Lungenkrebs. Auch hier spielen individuelle Faktoren eine Rolle, ob die Krankheit ausbricht oder nicht. Das Gift der Zigaretten erhöht nur die Wahrscheinlichkeit.

Therapeutinnen und Therapeuten, die mit erwachsenen Menschen mit Essstörungen arbeiten, können häufig die Diät und den Schlankheitsdruck als Auslöser und Nährboden der Essstörung weniger nachvollziehen. Die betroffenen Erwachsenen schildern differenzierte persönliche Gründe, warum sie in die Essstörung geraten sind. Sie sind meist schon länger krank und haben sich mit ihrer persönlichen Lebensgeschichte auseinandergesetzt. Schönheit und Schlankheit sind nach vielen Jahren der Essstörung meist als Motive für ein Weiterbestehen der Krankheit nicht mehr ausschlaggebend. Bei den Jugendlichen, die gerade erst in die Essstörung geraten sind, spielen diese Motive jedoch in sehr vielen Fällen mindestens eine auslösende Rolle. Dahinter stecken in der Regel persönliche Selbstzweifel und Unsicherheiten. Die jungen Menschen versprechen sich mit der Diät eine Lösung dieser Probleme.

Neben dem gesellschaftlichen Druck als Nährboden braucht es also noch weitere individuelle Voraussetzungen, damit die Essstörung entsteht. Wenn wir nun den Fokus auf diese komplexen Entstehungsbedingungen setzen, dann möchte ich damit auf keinen Fall die Erkenntnisse aus dem ersten Teil des Buches widerlegen. Um das Wesen der Essstörungen zu begreifen und wirksame Behandlungen zu entwickeln, braucht es ein differenziertes Verständnis der Entstehungsmuster einer individuellen Erkrankung auf dem Boden der gesellschaftlichen Essstörung. Es gibt Studien, die aufzeigen, dass junge Frauen mit vorbestehender Unsicherheit, niedrigem Selbstwert und höherer Depressivität und sowie gestörtem Essverhalten anfälliger für den Einfluss der Medien sind. Es trifft also die Schwächsten.[52] Experimente zeigen, dass vor allem die Imagination der Bilder dünner Models aus Zeitschriften zur Abwertung der eigenen Figur führt.[53]

> Die gesellschaftliche Essstörung ist der Nährboden, auf dem die individuelle Essstörung sich ausbilden kann. Die Diät bedeutet sehr häufig den Einstieg. Hieraus kann sich bei Vorliegen individueller Risikofaktoren eine manifeste Essstörung entwickeln.

Das Minnesota-Experiment

1944 wurde mit amerikanischen Kriegsdienstverweigerern ein Experiment durchgeführt, das wir heute als unethisch ansehen würden.[54] Sie wurden in einem «Hungercamp» einer extremen Mangelernährung mit massiver Kalorienreduktion ausgesetzt, um diesen Zustand wissenschaftlich zu erforschen. Es zeigten sich alle in Kapitel 8 beschriebenen Symptome der Unterernährung: vom Sinken der Körpertemperatur und des Blutdrucks bis hin zu körperlicher Schwäche und geistiger Unkonzentriertheit. Erstaunlich ist, dass diese vorher gesunden Männer auch viele seelische Symptome und Verhaltensstörungen entwickelten, die wir heute von jungen Menschen mit Essstörungen kennen. Sie verbrachten sehr viel Zeit mit Gedanken ans Essen, sie aßen teilweise extrem langsam, und einige von ihnen entwickelten im Anschluss an das Hungercamp Essattacken. An diesem Experiment können wir sehen, wie der durch die Diät ausgelöste Hungerzustand bei einigen Menschen viele Symptome der Essstörung direkt auslöst. Die körperlichen Hungerfolgen schädigen die Seele nachhaltig und verändern das Essverhalten, sodass automatisch ein noch schnellerer Gewichtsverlust ausgelöst wird. Oder die ganze Sache kippt um in Essattacken – je nach Veranlagung der einzelnen Betroffenen.

Faktoren, die eine Essstörung begünstigen

Es gibt nicht den einen ursächlichen Faktor für Essstörungen. Die individuellen Lebensgeschichten der Betroffenen sind vielfältig und oft kommen mehrere Bedingungen zusammen. In der Forschung haben sich mehrere Faktoren herauskristallisiert, die gehäuft zu Essstörungen führen.

Neuere Studien zeigen, dass es eine genetische Veranlagung zu Essstörungen gibt.[55] Es gibt aber keinesfalls ein «Magersucht-Gen», welches obligatorisch zum Ausbruch der Krankheit führt. Vielmehr kommt diese angeborene Neigung zur Erkrankung an einer Essstörung zum Zuge, wenn zusätzliche Umweltfaktoren eintreten, die die Krankheit begünstigen. So wie die bekannte amerikanische Essstörungsexpertin Cynthia Bulik es formuliert: «Genes load the gun – environment pulls the trigger» (Die Gene laden das Gewehr – die Umwelt betätigt den Auslöser). Junge Menschen, die eine genetische Veranlagung zur Ausbildung einer Essstörung haben, sind also besonders anfällig für die fatalen Schönheitsideale der Mode- und Werbeindustrie, die im ersten Teil des Buches ausführlich beleuchtet wurden.

Ein früher Eintritt der Pubertät kann bei Mädchen den Eindruck entstehen lassen, sie seien im Vergleich zu den anderen gleichaltrigen Mädchen «dick». Die ersten Rundungen erscheinen ihnen dann als «fett», da sie sich mit den vorpubertären Altersgenossinnen vergleichen, die noch ganz flach und schmal sind an Brust, Bauch und Hüften. Der Körperfettanteil junger Mädchen nimmt im Laufe der Pubertät deutlich mehr zu als bei den Knaben, was unter Umständen gerade bei früher Entwicklung schwer zu verkraften ist. Studien zeigen deutlich, dass ein früher Pubertätseintritt ein Risikofaktor für die Entstehung einer Essstörung bei Mädchen ist. Bei den Jungen ist hingegen eher ein später Beginn der Pubertät belastend. Sie empfinden dann ihren Körper als ungenügend muskulös, die Schultern als zu schmal und leiden auch unter der noch geringen Körpergröße im Vergleich zu den Altersgenossen. Wir sehen hier sehr deutlich, wie sich genetische Faktoren mit dem gesellschaftlichen Umfeld fatal verstricken. Eine frühe Pubertät ist zwar genetisch bedingt, führt aber durch die absurden Ideale unserer Kultur bei Mädchen zum Eindruck des «Fettseins». In anderen Kulturen oder Zeitepochen wurden und werden die Zeichen früher Reife vielmehr mit Stolz wahrgenommen.

Weitere bekannte Risikofaktoren für spätere Essstörungen sind psychische, körperliche oder sexuelle Misshandlungen von Kindern. Sie entwickeln als Jugendliche und junge Erwachsene gehäuft Essstörungen mit Essattacken und Erbrechen, verbunden mit starkem Selbsthass und Ablehnung des eigenen Körpers. Obwohl Misshandlungen und der Missbrauch von Kindern Risikofaktoren für spätere Essstörungen darstellen, sind voreilige Schlussfolgerungen im Einzelfall unangebracht. Bei der Mehrzahl der

Betroffenen sind keine derartigen Ereignisse in der Vergangenheit auszumachen.

Eine hohe Zielstrebigkeit und die Tendenz zu Perfektionismus sind Persönlichkeitszüge, welche die Ausbildung einer Essstörung vom magersüchtigen Typ begünstigen. Solche Eigenschaften sind per se überhaupt nicht negativ einzustufen – sie können im Gegenteil beispielsweise für eine erfolgreiche Berufslaufbahn von großem Vorteil sein. Im Kontext einer Essstörung wird der Perfektionismus jedoch zum fatalen Verstärker der Symptomatik: Die Betroffenen halten sich besonders akribisch an ihre Diät und streben ein besonders «perfektes» überschlankes Körperideal an. Ein wichtiger Bestandteil der Therapie ist es daher, diese an und für sich nützlichen Eigenschaften der jungen Menschen wieder in für sie gewinnbringende und nicht zerstörerische Bahnen zu lenken (mehr dazu in Teil 3 im Kapitel 15 zur Einzeltherapie).

Welche familiären Faktoren sind für die Entstehung der Essstörung mitverantwortlich? Hilde Bruch, eine bekannte Psychoanalytikerin und eine der ersten Expertinnen für die Behandlung von Essstörungen, veröffentlichte 1978 das Buch *Der goldene Käfig. Das Rätsel der Magersucht.*[56] Sie beschreibt darin Betroffene von Essstörungen und ihre Beobachtungen über deren Familien. Häufig seien die Elternhäuser von Magersüchtigen geprägt von hohen Leistungsansprüchen und Erwartungen, denen sich die jungen Mädchen nicht gewachsen fühlen. Für Hilde Bruch ging es in der Behandlung unter anderem darum, die familiären Muster aufzuspüren, die der Magersucht zugrunde liegen. Sie beschrieb, dass viele der betroffenen Familien nach außen hin ein perfektes Bild boten, bis die Krankheit ausbrach. Generationen von Forschern und Behandlern wurden durch diese Beschreibungen geprägt. Bis heute hält sich das Vorurteil hartnäckig, dass Eltern durch ihre hohen Ansprüche an die Kinder die Essstörung auslösen würden. In zahlreichen Studien konnten jedoch keine Belege für die Annahme gefunden werden, dass es bestimmte Verhaltensmuster in Familien sind, welche für die Essstörung verantwortlich sind. Hingegen fanden sich Hinweise, dass viele der Auffälligkeiten in den Familien nicht die Ursache der Essstörung, sondern vielmehr deren Folge waren.

In Familien, in denen ein Familienmitglied an einer Essstörung leidet, sind die Beziehungen oft sehr belastet und das Familienklima ist vergiftet. Diese Auffälligkeiten sind aber meistens Folge und nicht Ursache der Essstörung.

Menschen aus höheren sozialen Schichten sind tatsächlich, wie schon von Hilde Bruch beobachtet, häufiger von Essstörungen betroffen. Zudem sind Jugendliche gefährdeter, wenn bereits die Mutter an einer Essstörung gelitten hat. Einerseits liegt das an der genetischen Veranlagung, andererseits zeigen Untersuchungen, dass auch das Ernährungsverhalten dabei eine Rolle spielen könnte. Mütter, die Essstörungen hatten oder noch daran leiden, machen sich mehr Sorgen um das Gewicht ihres Kindes und füttern bereits Säuglinge häufiger nach Plan als nach Gefühl. Sie sind verunsicherter und können sich nicht auf ihr natürliches Gefühl für Ernährung verlassen. Die Restsymptome, die viele Frauen auch nach bewältigter Essstörung aufweisen, beeinflussen das mütterliche Verhalten hinsichtlich der Ernährung. Alle diese familiären Faktoren betreffen nur Wahrscheinlichkeiten. Die Forschung und auch meine persönliche Erfahrung zeigt: Essstörungen können in jeder Familie vorkommen.

Oft werden negative Bemerkungen von Gleichaltrigen über die pubertär bedingten Veränderungen der Figur (zum Beispiel über einen «dicken Hintern») von den Betroffenen im Nachhinein als Auslöser für den Beginn der Diät geschildert, welche dann schließlich zur Essstörung führt. Nicht selten sind es auch neckisch gemeinte Kommentare von Eltern oder Geschwistern über die Figur junger Mädchen, die das Selbstwertgefühl der Betroffenen umkippen lässt. Auch Besuche bei der Kinderärztin mit dem gut gemeinten Ratschlag, jetzt müsse das Kind «aufpassen, dass es nicht noch weiter zunimmt», können als Bestätigung für das eigene Dicksein und als Aufforderung zur Radikaldiät verstanden werden. Natürlich sind diese Bemerkungen nicht als alleinige Ursache der Essstörung zu begreifen. Es ist aber wichtig, dass das Umfeld sich bewusst ist, wie empfindlich Jugendliche in dieser vulnerablen Phase ihrer Entwicklung oft auf solche scheinbar beiläufigen Bemerkungen reagieren.

Der Teufelskreis der Essstörung oder Wie die Essstörung sich selbst aufrechterhält

Wir haben gesehen, wie durch eine komplexe Entstehungsgeschichte eine Diät in die Unterernährung kippt. Essstörungen münden in Depressionen. Die depressive Stimmung wiederum vermehrt den Wunsch, sich mit einer weiteren Gewichtsabnahme aufzuwerten, und verringert die Energie, gesund zu werden. Bewegungszwänge sind Folge von Essstörungen, beschleunigen dann wiederum den Gewichtsverlust und verhindern die Gewichtszunahme. Die Unterernährung erzeugt neuropsychologische Veränderungen wie vermehrte Zwanghaftigkeit, welche die Verhaltensmuster der Essstörung noch mehr zementieren. Durch den Gewichtsverlust entstehen auch körperliche Folgen, die die Essstörung verstärken. Magersucht erzeugt verlangsamte Verdauung und einen verkleinerten Magen. Dadurch entsteht ein Völlegefühl, wodurch wiederum die Nahrungsaufnahme weiter verringert wird. Bulimie vergrößert den Magen, sodass die Betroffenen ihre Sättigung erst recht nicht mehr spüren können; weitere Essattacken sind vorprogrammiert.

Aber auch die soziale Anerkennung, die einer ersten erfolgreichen Diätphase meistens folgt, bestärkt die Betroffenen darin, dass sie auf dem richtigen Weg sind und so weitermachen müssen. Sie werden von Gleichaltrigen und oft auch der Familie zunächst einmal bewundert und angefeuert. Sie sind – oft zum ersten Mal – so richtig stolz auf sich selbst. Zudem erhalten sie eine gesteigerte Aufmerksamkeit für die Krankheit. Die zunächst als positiv wahrgenommenen Folgen der Krankheit werden «sekundärer Krankheitsgewinn» genannt und können dazu führen, dass die Betroffenen sich umso fester an ihre Essstörung klammern.

Hat sich die Essstörung erst einmal in Körper und Seele eingenistet, dann wird sie durch zwanghafte Verhaltensmuster eingeschliffen: Die Essensrituale werden immer rigider und den Betroffenen fällt es immer schwerer, davon abzulassen. Der Teufelskreis der Essstörung hat sich etabliert.

Wir sprechen auch von den *aufrechterhaltenden Faktoren* der Essstörung. Darunter versteht man die Faktoren, die erst aus der beginnenden Essstörung entstehen, nachher aber entscheidend dafür sind, dass die jungen Menschen nicht mehr von der Essstörung ablassen können. Dazu kommen neben den genannten Faktoren häufig inadäquate, wenn auch gut gemeinte Versuche der Angehörigen, den Betroffenen zu helfen. Oft wird durch Druck von Seiten der Eltern die Essensverweigerung der Jugendlichen verstärkt. Die Eltern werden immer verzweifelter und greifen zu immer unwirksameren Methoden, um ihr Kind zum Essen zu bringen. Die Familie streitet ständig, wodurch die gesamte Familienatmosphäre vergiftet wird. Die Jugendlichen ziehen sich immer mehr zurück und lassen sich immer weniger helfen, sie fühlen sich komplett unverstanden und werden dadurch nur depressiver und kränker. Auch das gehört nicht selten zum Teufelskreislauf der entstehenden Essstörung. Es ist daher von sehr großer Bedeutung, wie wir in Teil 3 des Buches sehen werden, dass die Familie darin unterstützt wird, gemeinsam gegen die Essstörung anstatt gegeneinander zu kämpfen. Dies stellt die Basis eines wirksamen Behandlungskonzeptes für junge Menschen mit Essstörungen dar. Die aufrechterhaltenden Faktoren müssen erkannt und bekämpft werden, bevor wir uns in der Behandlung darum kümmern können, die indiviuellen Ursachen der Essstörung aufzuspüren.

Teufelskreis der Essstörung
Essstörungen tendieren dazu, sich selbst aufrechtzuerhalten. Die Symptome der Essstörung verstärken die Krankheit in einem Kreislauf. Dazu kommen aufrechterhaltende Faktoren durch den «sekundären Krankheitsgewinn», also Folgen, die von den Betroffenen zunächst positiv wahrgenommen werden. Auch ungünstige Reaktionen des Umfeldes können die Krankheit weiter verstärken.

Abbildung 24 zeigt, wie wir uns die Entstehung von Essstörungen im Modell vorstellen können. Dabei ist zu beachten, dass die Entstehung bei jedem Menschen verschieden ist und nicht alle Faktoren bei allen Betroffenen eine Rolle spielen. Es können unterschiedliche Konstellationen von Entstehungsfaktoren sein, die die Essstörung auslösen. Sobald die Erkrankten dann in den Teufelskreislauf der Essstörung geraten, der im unteren Teil des Diagrammes dargestellt ist, ähneln sich die Symptome der verschiedenen Betroffenen meistens sehr stark.

Wie aus dem komplexen Schaubild ersichtlich, können sehr verschiedene Faktoren zur Essstörung führen (modifiziert nach Herpertz-Dahlmann et al., 2011). Bei jeder und jedem Betroffenen ist das Zusammenspiel anders. Bei sehr vielen spielen eine Diät und das negative Körperbild eine auslösende Rolle. Es gibt aber auch Betroffene, bei denen dies überhaupt nicht der Fall ist.

Die 14-jährige Sarah weiß nicht, warum sie in letzter Zeit abgenommen hat. Sie hatte einfach keinen Appetit mehr und der Magen schnürte sich ihr buchstäblich zu. Sie beteuert aber auch, nicht traurig oder bedrückt zu sein, und wirkt schüchtern, aber nicht depressiv. In unserem ersten Gespräch ist sie sehr bemüht und möchte es mir sichtlich recht machen, eine Erklärung zu finden. Glaubwürdig beteuert sie, dass sie sich keinesfalls zu dick findet und gerne wieder zunehmen möchte. Der alleinerziehende Vater beschreibt, dass Sarah zu Hause alles sehr gut macht und ihm sehr viel im Haushalt hilft. In der Schule ist sie eine Außenseiterin. Von der Lehrerin wurde ihm berichtet, dass Sarah sich in der Gruppensituation so gut wie nie äußere. Die Leistungen sind sehr gut. Obwohl Sarah sich in der Folge sehr bemüht, kann sie auch in den nächsten Wochen die Nahrungsmenge nicht steigern. Gemeinsam finden wir in den Einzelgesprächen heraus, was sie beschäftigt und warum sie beim Essen blockiert ist. Als ebenso wichtig in der Therapie erweisen sich die Themen Selbstsicherheit und Freundschaften.

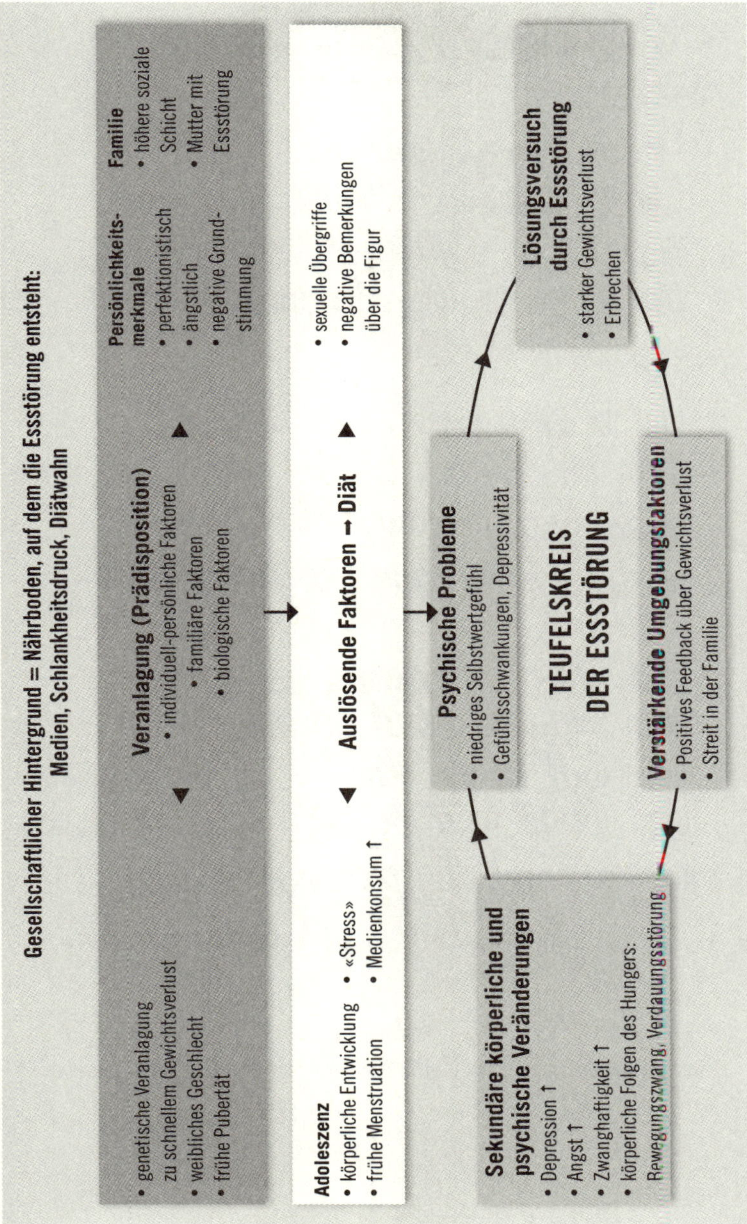

Abbildung 24: Entstehung von Essstörungen

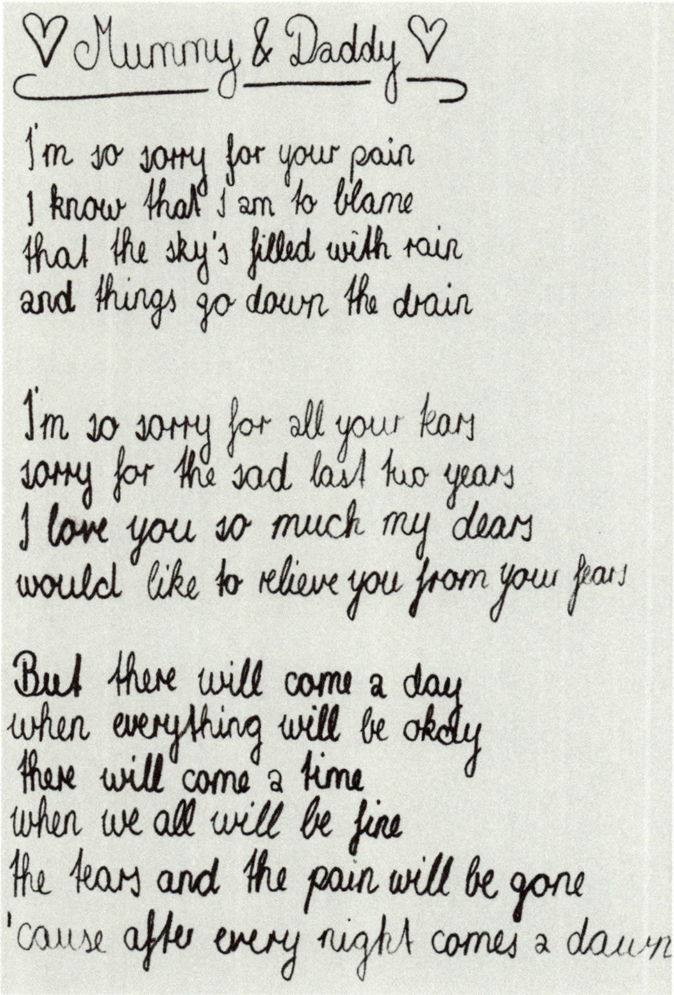

♡ Mummy & Daddy ♡

I'm so sorry for your pain
I know that I am to blame
that the sky's filled with rain
and things go down the drain

I'm so sorry for all your tears
sorry for the sad last two years
I love you so much my dears
would like to relieve you from your fears

But there will come a day
when everything will be okay
there will come a time
when we all will be fine
the tears and the pain will be gone
'cause after every night comes a dawn

Abbildung 25:
Gedicht von Diana, 16 Jahre, für ihre Eltern während der Zeit ihrer Magersucht.

11. Die Frage nach Verantwortung und Schuld

In Kapitel 7 haben wir Claire und ihren Weg in die Essstörung kennengelernt. Wir haben gesehen, dass sie durch eine monatelange Diät unbemerkt in eine schwere Erkrankung mit Untergewicht gerutscht war.

Im Familiengespräch wirft Claire ihren Eltern vor, dass sie zu viel Druck ausüben würden. Sie könne nicht so viel essen wie verlangt. Der Druck vermiese ihr die Lust am Essen. Der Vater explodiert und beginnt lautstark zu erklären, dass Claire im Grunde gar nichts mehr essen würde, wenn die Eltern sie in Ruhe ließen. Er erklärt seiner Tochter vehement, dass ihr Verhalten sinnlos und sie gestört sei. Er kann offensichtlich nicht fassen, was mit seiner vormals so selbständigen und vernünftigen Tochter geschehen ist, und appelliert an ihre Einsicht. Die Mutter versucht ihn zu besänftigen, was ihn nur noch mehr in Rage bringt.

In einer solchen Situation habe ich als Therapeutin den Eindruck, dass die Familienmitglieder sich in ihren Diskussionen auf nicht hilfreiche Weise im Kreis drehen. Gegenseitige Vorwürfe lenken von den eigentlichen Gefühlen ab. Ich stelle die Frage nach Schuldgefühlen. Wer im Raum hat den Eindruck, dass er oder sie selbst schuld an der Misere ist? Die Mutter bricht in Tränen aus und erklärt, dass sie sich große Vorwürfe mache, den Gewichtsverlust ihrer Tochter über so lange Zeit nicht bemerkt zu haben. Claire wird ganz still und meint schließlich, dass sie den Eltern keine Schuld gebe. Leise erklärt sie, dass sie selbst nicht fassen kann, was sie der Familie antue. Der Vater wirkt nachdenklich, äußert sich aber in diesem Gespräch nicht weiter dazu.

In einem späteren Elterngespräch erklären beide Eltern, dass sie sich sehr belastet fühlen durch Selbstvorwürfe. Sie sind überzeugt davon, dass Essstörungen entstehen, weil Eltern sich zu wenig liebevoll um ein Kind gekümmert haben. Sie fragen sich, ob Claire in der Familie gegenüber der munteren und aufgeschlossenen jüngeren Schwester zu kurz gekommen ist. Die Mutter leidet unter Schlafstörungen und der Vater schämt sich, gegenüber der erweiterten Familie zuzugeben, dass Claire an einer Essstörung leidet. Er fürchtet, dass andere auch schlecht über sie als Eltern denken, weil ihr Kind an einer offensichtlichen Essstörung leidet.

Oft fragen mich Eltern gleich zu Beginn der Behandlung nach der Ursache der Essstörung bei ihrer Tochter oder ihrem Sohn. Hintergrund dieser Frage sind oft Schuldgefühle. Die Meinung, dass die Familie schuld an der Essstörung sei, ist leider noch weit verbreitet. Daher machen sich Eltern oft Vorwürfe. Wie die Mutter von Claire sehen sie im Nachhinein die Zeichen der Essstörung, die sich bereits seit Monaten entwickelt hat. Sie denken, sie hätten dies früher bemerken sollen. Eltern müssen wissen, dass es für alle Familien nicht leicht ist, eine einfache Diät von einer Essstörung zu unterscheiden und dass die ersten Symptome der Essstörung oft erst im Nachhinein als solche erkannt werden.

Wie im vorherigen Kapitel erklärt, lassen sich in der Forschung keine Belege dafür finden, dass bestimmte Verhaltensmuster von Eltern eine Essstörung auslösen. Die Studien liefern keine Beweise dafür, dass Familien mit essgestörten Kindern weniger gute oder andere Familienbeziehungen aufgewiesen haben als andere, bevor die Essstörung ausbrach. Häufig wird das Familienklima erst drastisch schlechter, sobald die Essstörung sichtbar wird. Viele der Verhaltensmuster, die in den Familien zu Beginn der Behandlung beobachtet werden, sind mehr Folge als Ursache der Essstörung.

Auch Jugendliche meinen in der akuten Krankheitsphase oft, dass die Eltern schuld seien. Sie werfen ihnen vor, dass sie sie zum Essen zwingen würden. Sie meinen, dass sie gesund wären, sobald die Eltern sie endlich einmal in Ruhe ließen. Dabei merken sie nicht, dass sie bereits gefährlich an Gewicht verloren hatten, bevor die Eltern anfingen, Druck auszuüben, um sie zum Essen zu bringen. Das häufig mangelnde Krankheitsverständnis der Betroffenen in der ersten Phase der Essstörung bestätigt also die nicht hilfreiche Dynamik gegenseitiger Beschuldigungen.

Nicht wenige der jungen Betroffenen haben zudem selbst im tiefsten Inneren sehr große Schuldgefühle. Sie ahnen bereits, dass sie an einer Krankheit festhalten, die auf die Dauer die Familienbeziehungen vergiftet und allen Familienmitgliedern das Leben zur Hölle macht. Sie möchten ihren Eltern und Geschwistern das nicht antun. Gleichzeitig haben sie aber panische Angst, dies zuzugeben, weil sie dann die Essstörung aufgeben und an Gewicht zulegen müssten: eine Konsequenz, die sie auf keinen Fall in Kauf nehmen können. Zu groß sind die Befürchtungen, wieder «so fett» zu werden wie zuvor.

Eltern sind auch nicht dagegen gefeit, den Betroffenen Vorwürfe zu machen – auch oder vielleicht gerade dann, wenn sie sich im Inneren selbst die Schuld am Zustand ihres Kindes geben. Die Symptome der Essstörung wirken mehr als bei jeder anderen psychischen Erkrankung so, als wenn sie «freiwillig» ausgeübt würden. Oft entsteht für die Familienmitglieder der Eindruck, dass die von der Essstörung Betroffenen sich absichtlich an die Symptome klammern, sich absichtlich nicht helfen lassen wollen, absichtlich alles verweigern, was ihnen angeboten wird. Weil die Betroffenen ihre Essstörung am Anfang verleugnen, sieht es für die Eltern so aus, als wäre es gar keine richtige Krankheit, sondern einfach nur Starrköpfigkeit. Besonders schwer fällt es oft den Vätern, die Essstörung als seelisches Problem zu verstehen. Sie stammen aus einer Generation, wo sich Männer noch wenig Gedanken machten um Figur und Diät. Daher können sie gar nicht nachvollziehen, was die Jugendlichen mit einer beginnenden Essstörung beschäftigt und wie man in aller Welt so übermäßige Angst vor dem Dicksein haben kann. Zudem sind viele Männer gewohnt, Probleme mit dem Verstand lösen zu wollen. Es fällt ihnen schwer nachzuvollziehen, dass die Essstörung eine Krankheit ist, deren Behandlung mehr braucht als einfach nur den guten Willen und eine gewisse Anstrengung von Seiten der Betroffenen. Auch hier sind verallgemeinernde Zuschreibungen im Einzelfall unangebracht, da es auch viele Väter gibt, die auf die Essstörungssymptomatik mit großer Einfühlsamkeit reagieren, und umgekehrt Mütter, die sich weniger gut in die Betroffenen hineinversetzen können.

Ich rate allen Familien, sich nicht in den Kreislauf gegenseitiger Beschuldigungen zu verstricken. Sie müssen versuchen, die Essstörung als individuelle und gesellschaftliche Erkrankung zu begreifen. Die Wut sollte sich nicht gegen die Betroffenen oder die Familienmitglieder, sondern gegen die Essstörung und das dahinterliegende gesellschaftliche Prinzip richten.

Noch einmal deutlich: Meiner persönlichen Erfahrung nach sind es oft ganz normale Familien, in denen ein Familienmitglied eine Essstörung entwickelt. Viele der Familien, die mir im Laufe meiner langjährigen Tätigkeit begegnet sind, haben vor Ausbruch der Essstörung sehr gut funktioniert und hatten nicht mehr oder weniger Probleme als andere Familien auch. Daraus folgt, dass die Behandler die in den Familien beobachteten akuten Schwierigkeiten zuallererst als Resultat einer krankheitsbedingten Verstrickung begreifen. Dies sollen sie bereits im Erstgespräch mit der Familie deutlich machen. Die familiären Eskalationen sollen nicht der Familie, sondern der Essstörung zugeschrieben werden. Dadurch entsteht eine große Entlastung für alle Beteiligten.

Wenn sich dann nach erfolgreichem Einstieg in die Behandlung eine Phase ergibt, in der weitere Familienprobleme besprochen werden, so ist das ein individuell von den Familien selbst gewünschter Prozess. Natürlich bedeutet das auch in diesen Fällen nicht, dass die Probleme innerhalb der Familie unbedingt als Hauptursache der Essstörung anzusehen sind. Mir begegnen aber immer wieder Familien, die durch die Essstörung ihrer Tochter oder ihres Sohnes an Themen herangeführt werden, an denen sie weiter arbeiten möchten. Vielleicht werden Dinge angesprochen, die man sonst unter den Teppich gekehrt hätte, und die Krankheit kann so schlussendlich sogar zu einer Klärung einzelner Aspekte des Familienlebens führen. Jede Verbesserung innerhalb der Familienbeziehungen kann einer Vorbeugung von Rückfällen dienen.

Manchmal kann es den Familien helfen, die größeren Zusammenhänge zu erkennen. Schließlich hat sich die Tochter oder der Sohn die Essstörung nicht ganz alleine und freiwillig ausgedacht. Essstörungen sind Teil eines gesellschaftlichen Prozesses und die Betroffenen sind die offensichtlichsten Opfer der kollektiven Essstörung. Die Familiengespräche dienen daher immer auch dazu, die Problematik in einen größeren Zusammenhang zu stellen und die Einzelnen von der Schuldfrage zu entlasten. Es macht jedoch keinen Sinn, zu Beginn der Essstörung nach den «ursprünglichen» Ursachen zu suchen. Viel sinnvoller ist es, die aktuell aufrechterhaltenden Faktoren des Teufelskreises der Essstörung aufzuspüren und zu beseitigen. Dazu gehören die körperlichen und seelischen Folgen der Essstörung, aber auch die Familienbeziehungen, die durch die Essstörung erst vergiftet wurden. Wie es gelingen kann, diesen Teufelskreislauf zu durchbrechen, soll in Teil 3 dieses Buches genauer beleuchtet werden.

Es ist nicht die Aufgabe der Eltern, stellvertretend für ihr Kind herauszufinden, was die Ursache der Essstörung ist. In der Einzeltherapie werden die jungen Patientinnen und Patienten in einer späteren Phase der Behandlung angehalten, für sich selbst ein individuelles Störungsmodell auszuarbeiteten. Dieses gibt für sie persönlich Aufschluss darüber, wie sich bei ihnen die Essstörung entwickelt hat. Ein Verständnis dieser Prozesse fördert das Verständnis für sich selbst und hilft auch, in Zukunft Rückfällen vorzubeugen. Auch hierzu finden sich genauere Beschreibungen in Teil 3.

Eltern haben nicht Schuld am Ausbruch der Essstörung ihres Kindes. Sie können aber als wichtigste Bezugspersonen einen Beitrag leisten für die Gesundung ihres Sohnes oder ihrer Tochter. Eine Einbeziehung der Eltern in die Behandlung gerade von jungen Menschen mit Essstörungen ist daher äußerst wichtig.

TEIL 3

Die Behandlung der Essstörung

12. Prävention und Früherkennung: Die Rolle von Elternhaus und Schule

Wie die Familie präventiv wirken kann

Was können Eltern präventiv tun, damit ihre Kinder im Jugendalter weniger gefährdet sind für Essstörungen? Welche Bedingungen in Familien können protektiv wirken? Hierzu gibt es eine Reihe von Studienbefunden, aus denen sich Empfehlungen ableiten lassen.[57] So reduzieren regelmäßige Familienmahlzeiten in der Kindheit und Jugend das Risiko für ungesunde Verhaltensweisen rund ums Essen wie Binge Eating, Diäten oder Erbrechen. Um Missverständnissen vorzubeugen: Es muss sich dabei keineswegs um sogenannte «vollständige» Familien handeln, auch alleinerziehende Eltern mit ihren Kindern oder neu zusammengesetzte Familien sind gemeint. Familienmahlzeiten zeigen sich in den Untersuchungen aber nur als protektiv, wenn dabei nicht zu viel über Gewicht und Diät gesprochen wird und wenn die Familienatmosphäre am Tisch von den Kindern als positiv wahrgenommen wird. Bemerkungen der Eltern über Gewicht und insbesondere neckende Sprüche über dieses Thema erhöhen generell das Risiko für gestörtes Essverhalten bei den Kindern. Als allgemein schützende Faktoren in Familien gegen gestörtes Essverhalten wurden eine gute und nicht an Bedingungen geknüpfte Akzeptanz der Kinder sowie soziale Unterstützung durch die Eltern gefunden. Obwohl die Entstehung von Essstörungen nicht an bestimmte Familienbedingungen gebunden ist, gibt es allgemein schützende Faktoren, welche die Wahrscheinlichkeit für die Ausbildung gestörten Essverhaltens und schlechter Körperwahrnehmung reduzieren und somit auch für die spätere Ausbildung von Essstörungen.

Schützende Familienfaktoren gegen gestörtes Essverhalten und spätere Essstörungen sind:
- regelmäßige und häufige gemeinsame Mahlzeiten mit positiver Atmosphäre
- keine elterlichen Kommentare über Gewicht und Diäten
- allgemein positive elterliche Unterstützung

Nicht nur bei der Prävention, sondern auch in der Früherkennung der ersten Zeichen einer Essstörung (der sogenannten Sekundärprävention) spielen die Eltern eine wichtige Rolle. Immer wieder erhalte ich verzweifelte Anrufe von Eltern, deren Kind gerade eine Essstörung entwickelt. Sie berichten mir, dass die Jugendlichen abnehmen und langsam die Kontrolle darüber verlieren. Die Tochter oder der Sohn isst immer weniger und immer selektiver, ausschließlich sogenannte «gesunde Nahrungsmittel». Wenn die Eltern die Jugendlichen darauf ansprechen, ernten sie Abwehr. So vergehen meist Wochen und Monate, bis die Sache so weit eskaliert, dass die Familien mit den Betroffenen in eine Behandlung kommen.

Es kann nicht genug betont werden, wie wichtig die Rolle von Elternhaus und Schule in der Früherkennung und Frühbehandlung von Essstörungen ist. Wenige Wochen oder Monate entscheiden oft darüber, ob die Essstörung noch erfolgreich ambulant behandelt werden kann oder ob die Betroffenen in eine Klinik eingewiesen werden müssen. Zu Beginn der Essstörung sind die Symptome noch weniger ausgeprägt. Es ist also sehr wichtig, dass bei einem sichtbaren Gewichtsverlust – sehr häufig der Beginn einer Essstörung – rasch gehandelt wird.

Ich rate den Eltern, dass sie frühzeitig in einem ruhigen Moment, sobald sie die in Kapitel 7 und 8 beschriebenen ersten Zeichen der Essstörung erkennen, das Gespräch mit ihrem Kind suchen. Sie sollen klar und deutlich ihre Beobachtungen mitteilen. Danach wird den Jugendlichen Zeit gegeben, ihren Standpunkt zu äußern, und die Eltern hören gut zu. Es ist wichtig zu erfahren, wie die Tochter oder der Sohn das Ganze wahrnimmt. Wollen die

Jugendlichen nichts davon hören und verschließen sie sich, dann wird das Gespräch abgebrochen und einige Tage gewartet. Dies gibt der Tochter oder dem Sohn die Gelegenheit, über alles nachzudenken. Wenn die Eltern erneut das Gespräch aufnehmen, sollten sie klar und deutlich ihre Sorge äußern. Mit Hilfe einer Ich-Botschaft sollen sie dem Kind mitteilen, dass sie auf der Beurteilung der Situation durch eine Fachperson bestehen. «Ich mache mir so starke Sorgen um dich, dass ich eine Beurteilung von einer ärztlichen Fachperson brauche.» Es ist wichtig, dass die Eltern an diesem Punkt hartnäckig sind und sich nicht mit einem Nein zufriedengeben. Meine Erfahrung ist, dass es den meisten Eltern mit dieser Anleitung gelingt, ihr Kind zu einem ersten Gespräch in meine Sprechstunde zu bringen. Ist die Familie erst einmal da, ist sie mit dem Problem nicht mehr allein. Wie in einer ersten Sprechstunde mit einem widerwillig mitgeschleiften Mädchen oder Jungen gemeinsam mit den Eltern eine Lösung für das weitere Vorgehen gefunden werden kann, zeige ich in Kapitel 15.

Was ist die Rolle der Schule?

Immer wieder halte ich in Schulen Vorträge für Lehrpersonen, in denen es um die Früherkennung von Essstörungen geht. Insbesondere Gymnasien sind an diesem Thema sehr interessiert, da Essstörungen unter jungen Mädchen ansteckend sein können und dann in Schulklassen epidemisch auftreten. Mehrere Mädchen beginnen eine Diät, eine davon kippt in die Essstörung, andere folgen. Die Freundinnen machen sich Sorgen und wenden sich an die Lehrpersonen. Diese fragen sich, wie sie vorgehen sollen, wenn eine Schülerin plötzlich an Gewicht verliert. Sollen sie es ansprechen oder lieber nicht? Sollen sie die Eltern benachrichtigen oder noch abwarten? Darf die Jugendliche weiter am Sportunterricht teilnehmen? Ab welchem Zeitpunkt sind Lehrpersonen befugt, sich in die Privatangelegenheiten der jungen Menschen und ihrer Familien einzumischen?

Die Antwort lautet: je früher, desto besser. Ein für Außenstehende sichtbarer deutlicher Gewichtsverlust bei Jugendlichen ist immer ein Alarmzeichen. Lehrpersonen können davon ausgehen, dass in den meisten Fällen eine Essstörung im Anmarsch oder bereits voll ausgebrochen ist.

Bei alarmierenden Beobachtungen, die auf eine beginnende Essstörung schließen lassen, sollten sich die Lehrpersonen zunächst im Kollegium absprechen. Wer hat einen guten Zugang zu der Schülerin bzw. dem Schüler? Wer ist die geeignete Person für ein erstes Gespräch? Gibt es eine Schulärztin, die ein Gespräch führen könnte? Wer hat was beobachtet oder erfahren? Das erste Gespräch sollte unbedingt in einer ruhigen Situation unter vier Augen stattfinden. Die Lehrperson teilt der Schülerin oder dem Schüler ihre Beobachtungen mit und erklärt die eigene Sorge. Zuhören ist wichtig. Es geht im ersten Gespräch auch darum herauszufinden, wo die Jugendliche steht, ob die Betroffene sich einsichtig zeigt und wie sie das Ganze erlebt. Bei minderjährigen Schülerinnen und Schülern sollte die Lehrperson im Gespräch darauf bestehen, dass Kontakt mit den Eltern aufgenommen werden muss. Falls die Jugendlichen ausweichen und Erklärungen für ihren körperlichen Zustand anbringen wie eine vorübergehende Darmerkrankung, kann die Lehrpersonen ihnen ein bis zwei Wochen Zeit geben und dann wieder nachfragen. Ein Machtkampf ist auf keinen Fall sinnvoll, ein gemeinsames Gespräch mit den Eltern aber unabdingbar. In diesem werden dann die Beobachtungen der Lehrperson wiederholt. Häufig sind die Eltern sehr erleichtert darüber, dass die Schule das Gespräch sucht. Sie haben ja in der Regel die Zeichen der Essstörung ebenfalls schon seit einiger Zeit gesehen und machen sich Sorgen, sind aber hilflos. Bisher hat die Tochter oder der Sohn sich gegen alles gewehrt, was die Eltern vorgeschlagen haben. Das gemeinsame Vorgehen von Elternhaus und Schule kann den Jugendlichen ein deutliches Zeichen geben, dass eine Abklärung und Behandlung nun unvermeidbar sind. Jugendliche, die stark abnehmen und offenkundig krank aussehen, sollten nicht am Sportunterricht teilnehmen dürfen. Hier können Sportlehrerinnen und Sportlehrer eine wichtige Rolle einnehmen. Die Schule kann ein Arztzeugnis verlangen, bevor die Jugendliche wieder mitmachen darf. Hierdurch wird ein frühzeitiger Arztbesuch in die Wege geleitet.

Prävention

Immer wieder stellt sich für Schulen auch die Frage, wie eine effektive Prävention gegen Essstörungen aussehen kann. Können Schulen einen Beitrag dazu leisten, dass in ihren Schulklassen weniger häufig Diät- und Essstörungsepidemien unter den Mädchen ausbrechen? Essstörungsprävention ist nur wirksam, wenn sie nicht als reine Abschreckung konzipiert ist, sondern Informationen über ein gesundes Ess- und Bewegungsverhalten beinhaltet und das kritische Denken über Schönheitsideale und Diäten fördert.[58]

Präventionsprogramme in Schulen sind effektiver, wenn sie sich nicht nur mit Essstörungen befassen. Alleinige Information über Essstörungen und die Warnung vor deren Gefahren können sich für Schülerinnen und Schüler sogar paradox auswirken: Sie fühlen sich davon fasziniert und probieren es selbst aus. Mehr als einmal habe ich von einem Mädchen gehört, es sei auf die Idee mit dem Erbrechen gekommen, weil das Thema in der Schule behandelt wurde. Eine wirksame Prävention gegen Essstörungen beinhaltet Medienkritik. Die Schülerinnen und Schüler sollen lernen, kritisch zu reflektieren, was ihnen angeboten wird und welchen Inhalten sie glauben können. Sie müssen auch verstehen lernen, welche Mechanismen hinter den Bildern der Werbe- und Modebranche stecken und dass Sendungen wie «Germany's next Topmodel» inszeniert werden und nicht die Realität abbilden. Präventionsprogramme zum Bewegungs- und Ernährungsverhalten dürfen sich nicht auf Informationen über die Nahrungsmittelpyramide und «gesunde und ungesunde» Lebensmittel beschränken. Vielmehr sollten ein abwechslungsreiches Ernährungsverhalten und die Lust am Essen und an der Bewegung im Zentrum der Präventionsprogramme stehen, in Verbindung mit der Aufklärung über die Gefahr von Diäten und einseitiges Ernährungsverhalten. Die reine Information über die Gefahren der Essstörungen sowie deren Symptome ist nur als Teil einer ganzheitlichen und umfassenden Präventionsstrategie nützlich.[59, 60]

Wirksame Prävention gegen Essstörungen
ausgerichtet auf Risikogruppen: Mädchen ab 15 Jahren
interaktive Gruppen anbieten, damit Inhalte des Programmes reflektiert werden können
nicht nur Informationen anbieten, auch Diskussionen fördern
Präventionsangebot nicht alleine durch Lehrpersonen durchführen lassen, sondern Fachleute hinzuziehen
Medienerziehung als wichtiger Inhalt
Fördern von Reflexion und Dissonanz hilft den Jugendlichen, sich eigene Gedanken zu machen
Adipositas- und Essstörungsprävention kombinieren: allgemeine Ernährungs- und Bewegungsförderung
Warnung vor einseitigen Diäten
Einsatz/Einbeziehung sozialer Medien in das Präventionsprogramm
Unzufriedenheit mit dem Körper soll thematisiert werden

Tabelle 3: Wirksamkeitsfaktoren für Essstörungsprogramme
(modifiziert nach Stice 2007 und Pauli 2014)

13. Liebe Jugendliche, lieber Jugendlicher …

Wenn du deinen Körper nicht magst …

Wenn du deinen Körper nicht magst, dann heißt das nicht, dass dein Körper nicht schön ist. Es hat vielmehr damit zu tun, dass wir alle ein falsches Ideal anstreben. Ein Schlankheitsideal, das wir niemals erreichen können. Ob wir uns gefallen, hat außerdem damit zu tun, wie selbstsicher wir sind. Denn sehr häufig machen wir unsere Unsicherheit an Äußerlichkeiten fest. Wir denken, dass wir viel selbstsicherer wären, wenn wir schöner und schlanker wären. Sicher hast du schon gemerkt, dass du nicht die einzige Person bist, die mit dem eigenen Körper hadert. Tatsächlich hat die große Mehrheit der Mädchen und Jungen den Eindruck, zu dick oder sonst irgendwie nicht richtig gebaut zu sein. Die meisten Mädchen denken: Mein Bauch ist zu weit vorgewölbt, die Oberschenkel sind zu dick, die Hüften zu breit. Sie wünschen sich lange Beine und einen ganz flachen Bauch, so wie ein Model. Die meisten Jungen denken: Meine Schultern sind zu schmal, ich bin zu dick, mein Bauch ist zu wenig muskulös, meine Arme sind zu dünn. Sie wünschen sich Muskelpakete und einen Waschbrettbauch – wie die jungen Männer in der Werbung. Aber wie kann das sein? Sind wir denn alle falsch oder was stimmt hier nicht? Hast du schon einmal darüber nachgedacht, wer da eigentlich die Vorschriften macht? Was sind das für Leute, die die Regeln für Bauch und Oberschenkel oder Schultern vorgeben? Wollen wir uns denen denn wirklich einfach so anpassen? In Wahrheit wird damit viel Geld gemacht. In der Werbung wird uns vorgegaukelt, dass wir zufriedener und glücklicher wären, wenn wir schön und dünn sind. Und es wird uns auch noch genau vorgeschrieben, was schön und dünn sein soll. Aber normale Körperformen sind das nicht. Wie du sicher weißt, werden die Fotos so bearbeitet, dass es gar keine richtigen Frauen- oder Männerformen mehr sind. Die Beine werden unrealistisch lang und dünn gemacht, die Taille viel zu schmal, die Wangen knochig. Bei den Männern kann man Muskelpakete mit Photoshop problemlos aufbauen. Mit den wirklichen Frauen oder Männern, die fotografiert wurden, hat das dann nichts mehr zu tun. Leider wird mit dieser Art von Fotos viel Geld verdient, weil wir darauf hereinfallen und die mit diesen unrealistischen Bildern angepriesenen Schönheitsprodukte und Diätmittel kaufen. Es ist bewiesen, dass Modezeitschriften mit dünnen Models und Sendungen über Models bei ihren Konsumenten die Beziehung zum eigenen Körper negativ beeinflussen. Selbst wenn es dir nicht so vorkommen mag: Wir alle werden unbewusst von den Bildern superschlanker Models beeinflusst und vergleichen uns ständig damit. Das Gefühl, selbst zu dick zu sein, wird durch den ständigen inneren Vergleich verstärkt.

Das Spiegelexperiment

Schaust du dich häufig im Spiegel an? Wenn ja: Schaust du meistens auf die Teile von dir, die dir nicht so gut gefallen? Kontrollierst du, ob die Oberschenkel zu dick sind oder der Bauch zu vorgewölbt ist? Schaust du immer wieder nach, ob du auch genügend Muskeln hast, ob etwas zu dick oder zu dünn geraten ist an deinem Körper? Wenn ja, dann rate ich dir: Höre damit auf! Ich schlage dir ein Experiment vor: Tritt mal vom Spiegel ein wenig zurück und schau dir lieber den ganzen Menschen an, der da steht, nicht nur einen einzelnen Teil. Und versuche mal, das anzusehen, was dir an dir selbst gefällt. Tatsache: Die meisten Menschen schauen viel mehr auf diejenigen eigenen Körperteile, die ihnen nicht gefallen. Und aus Experimenten weiß man, dass diese Teile uns dann immer größer und schlechter vorkommen, je länger wir sie anstarren und kontrollieren. So entsteht mit der Zeit eine richtige Verzerrung der Wahrnehmung und du siehst dich viel negativer und dicker, als die anderen dich sehen. Wenn du mal versuchst, dich mehr auf das zu konzentrieren, was dir gefällt, und dich als ganzen Menschen anschaust, dann kannst du dein Körpergefühl verbessern. Ich bin mir sicher: Du wirst mehr positive Dinge entdecken, als du denkst.

Was ist eigentlich Schönheit? Vielleicht meinst du, dass Schönheit etwas Objektives sei. Vielleicht hast du aber auch schon davon gehört, dass Schönheitsideale sich im Laufe der Zeit wandeln. Im Moment leben wir in einer Zeit, in der alle davon überzeugt sind: je dünner, desto besser. Es ist aber keineswegs so, dass Dünnheit immer als schön galt und dass die weiblichen Formen und Rundungen objektiv nicht schön wären.

Auswirkungen von Diäten

Hast du schon mal eine Diät gemacht? Versuchst du es vielleicht immer wieder, aber schaffst es einfach nicht, die Diät durchzuhalten? Eine Diät mag noch so vielversprechend klingen, in den allermeisten Fällen schadet sie mehr, als dass sie nützt. Du solltest wissen, dass vorübergehende Einschränkungen beim Essen eher dazu führen, dass man noch mehr an Gewicht zunimmt als zuvor. Wenn du dich mehr dafür interessierst, warum das so ist, dann kannst du dies in Kapitel 4 nachlesen. Noch wichtiger aber ist: Jede Diät erhöht das Risiko für eine Essstörung. Selbst wenn du ganz sicher bist, dass dir das niemals passieren könnte; selbst wenn du die magersüchtigen Mädchen, die du schon gesehen hast, überhaupt nicht schön findest – an sehr vielen Beispielen habe ich gesehen, wie junge Frauen oder Männer über eine Diät in eine Essstörung rutschten, ohne dass sie es selbst merkten. Und plötzlich selbst in so einer Essstörung steckten, die sie vorher ganz absurd gefunden hatten. Diese Mädchen und Jungen merkten nicht, wie aus der Diät eine Essstörung wurde und wie sie plötzlich ins Untergewicht gerieten. Wie kann das sein? Warum merken wir nicht, wenn wir selbst immer dünner und kränker werden?

Wenn die Essstörung im Anmarsch ist

Vielleicht hast du gerade eine erfolgreiche Diät hinter dir und einige Kilos abgenommen. Du fühlst dich richtig gut damit und merkst, wie es dir plötzlich leichter fällt, auf Essen zu verzichten. Das macht dich stolz und glücklich. Du hast vielleicht schon einige Komplimente dafür bekommen, dass du so konsequent abgenommen hast. Außerdem gelingt es dir endlich, gesund zu essen. Natürlich möchtest du jetzt nicht mit dem gesunden Essen aufhören, weil du auf keinen Fall wieder dick werden willst. Vielleicht hast du einige Male bereits selbst daran gedacht, dass du nun langsam aufpassen musst, dass es genug mit dem Abnehmen ist. Aber du hast den Gedanken schnell wieder beiseitegeschoben, weil du große Angst hast, wieder zuzunehmen und so zu werden wie vorher.

Plötzlich fangen deine Eltern an, sich Sorgen zu machen. Sie werfen sich vielsagende Blicke zu, wenn du am Tisch mit ihnen isst. Immer wieder machen sie Bemerkungen wie: «Nimm doch noch etwas von den Nudeln!» Es ärgert dich, dass sie immer nur von den Kohlehydraten sprechen und den Teufel an die Wand malen. «Du wirst ja immer dünner, du musst mehr essen», bekommst du jetzt ständig zu hören. Je mehr sie dich bedrängen, desto mehr regst du dich darüber auf. Du wünscht dir nur eines: in Ruhe gelassen zu werden mit deinem Erfolg.

Vielleicht fühlst du dich alleine und unverstanden, weil niemand dich so akzeptiert, wie du bist. Vielleicht bist du auch selbst schon ein wenig in Sorge, aber du findest, dass deine Eltern maßlos damit übertreiben. Sicherlich siehst du die Essstörung noch ganz weit weg von dir. Wahrscheinlich bist du dir sicher, dass dir eine richtige Magersucht nie passieren könnte.

Frühzeichen von Essstörungen

Vielleicht sind dir folgende Dinge aufgefallen: Denkst du immer mehr über das Essen nach? Rechnest du Kalorien aus? Empfindest du jedes Mal ein richtiges Hochgefühl, wenn du auf die Waage stehst und sie wieder weniger anzeigt? Fühlst du dich geradezu euphorisch, wenn du wenig gegessen hast? Wiegst du dich jetzt häufiger als früher und hat die Zahl auf der Waage eine viel größere Bedeutung für dich? Siehst du dich als dick oder als gerade richtig, so wie du bist, und die anderen – Eltern, Geschwister und Freunde – finden dich zu dünn? Fühlst du dich innerlich angetrieben, mehr Sport zu machen? Fühlst du dich beim Essen häufig «übervoll» im Magen? Gehst du weniger aus als früher, machst du weniger mit Freunden? Bist du gereizter, fließen häufiger Tränen als früher, hast du mehr Wutausbrüche?

All das sind Frühwarnzeichen von Essstörungen. Diese, zusammen mit Gewichtsverlust, müssen sehr ernst genommen werden. Du solltest dir daher überlegen, ob du zusammen mit deinen Eltern fachlichen Rat dazu einholst, wie du die Diät kontrollieren kannst, damit sie nicht überhandnimmt und dich vollends in die Essstörung hineinzieht. Es macht keinen Sinn, weiter zu warten, weil es dann immer schwieriger wird, dagegen anzukämpfen. Essstörungen lassen sich meistens gut ambulant behandeln, wenn sie noch nicht so weit fortgeschritten sind. Wenn du zu lange wartest, muss die Essstörung möglicherweise in einer Klinik behandelt werden, damit du wieder gesund wirst.

Vielleicht findest du, dass du gar kein Problem hast. Aber du leidest sicher unter den zunehmenden Schwierigkeiten zu Hause und dem Streit in der Familie. Wenn alle zusammen Hilfe suchen, kann sich die Situation entspannen, bevor sie eskaliert.

Wenn die Essstörung schon da ist

Vielleicht sagen die anderen von dir, dass du eine Essstörung hast, du selbst bist aber nicht dieser Meinung. Lies am besten Kapitel 8 dieses Buches und überlege genau, ob es nicht auch etwas mit dir zu tun hat. Es kann sein, dass du dich nicht traust, dir selbst einzugestehen, dass du tatsächlich schon eine Magersucht oder eine Bulimie hast, weil du dich vor den Konsequenzen fürchtest. Aber vielleicht ist ein Teil von dir auch schon bereit, sich auf Hilfe einzulassen.

Umgang mit der Angst

Wenn du eine Essstörung hast und bereits in Behandlung bist, dann kannst du stolz auf dich sein. Denn es zeugt von großem Mut, wenn Betroffene sich der Essstörung entgegenstellen. Gegen

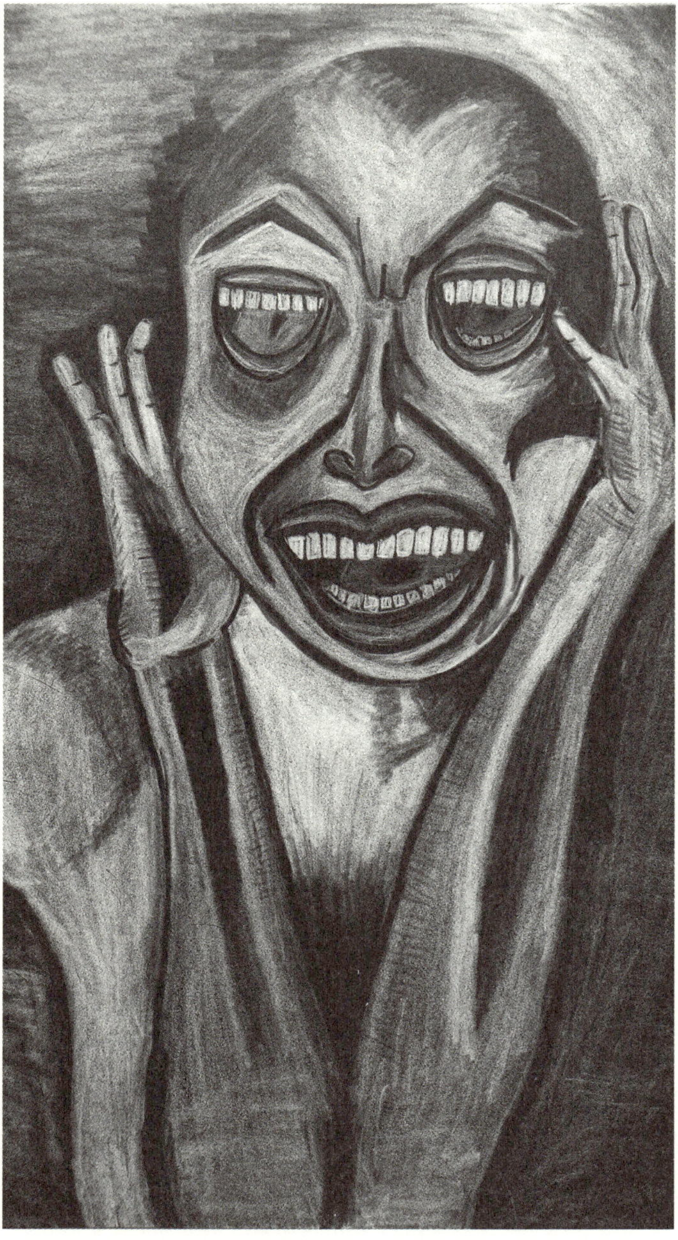

Abbildungen 26 und 27:

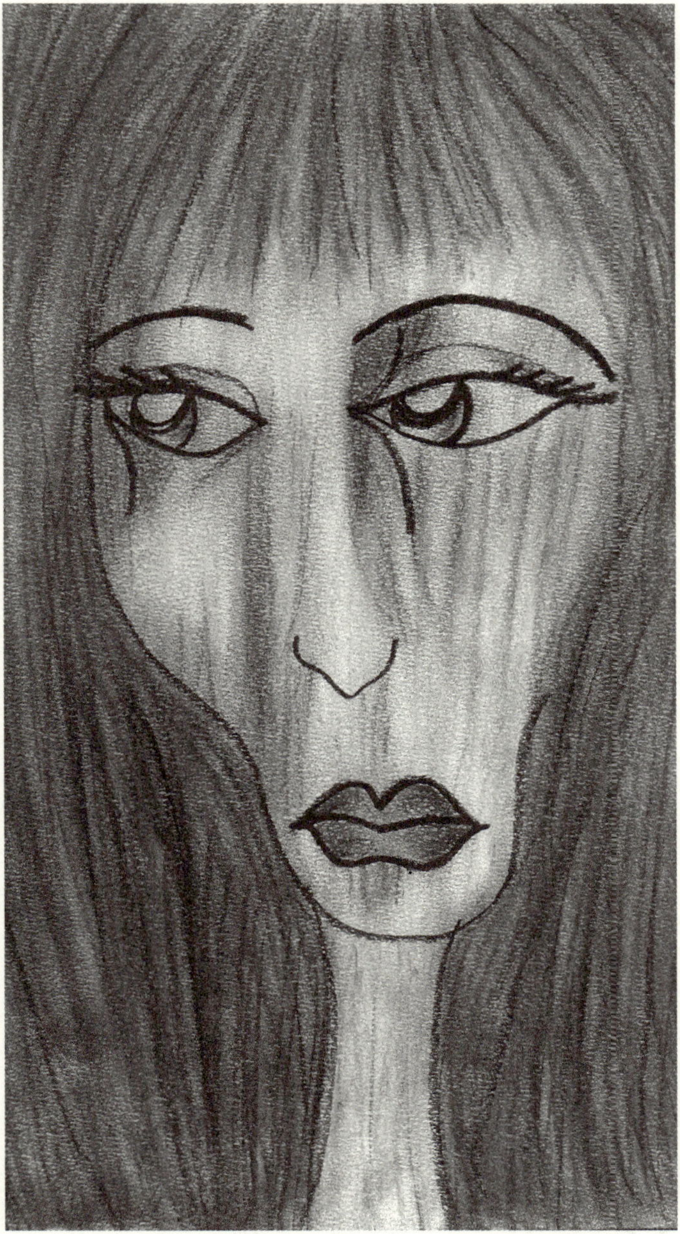

Künstlerische Darstellung der Essstörung von Lydia, 17 Jahre

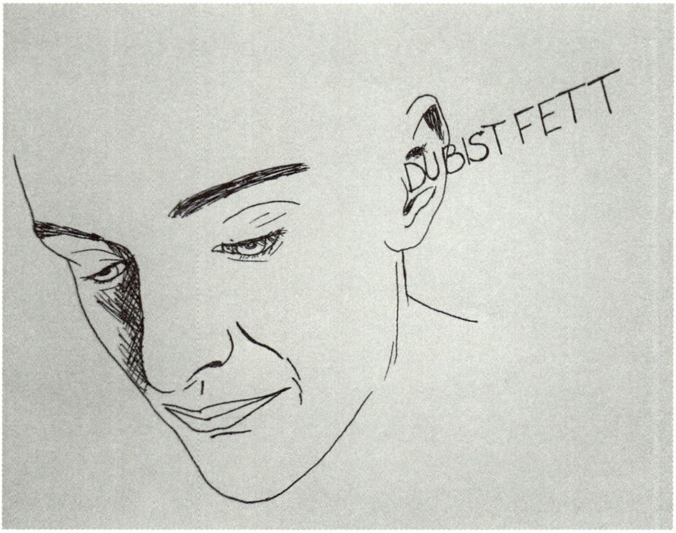

Abbildung 28:
Lara, 16 Jahre, stellt die Stimme der Magersucht künstlerisch dar.

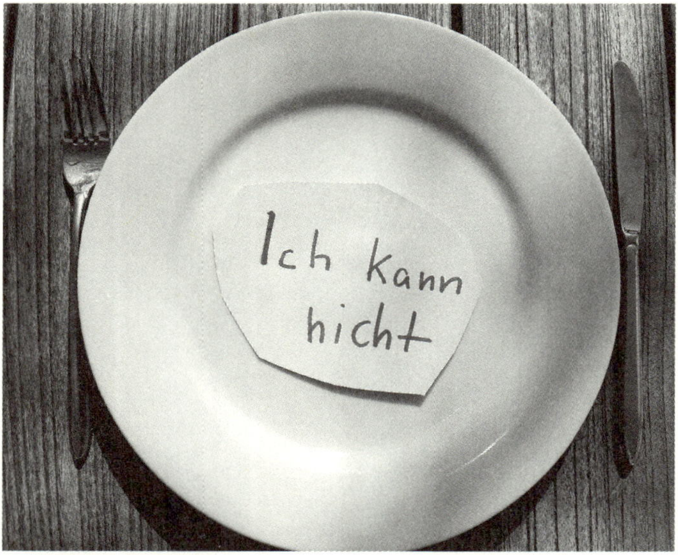

Abbildung 29:
Cynthia, 15 Jahre: «Ich kann nicht.»

eine Essstörung anzukämpfen macht oft Angst. Zunächst hast du vielleicht Angst, dass eine Therapie dich «fett» machen wird, dass die Therapeuten und die Eltern nichts anderes im Sinn haben, als dich zum Essen zu zwingen. Du kannst dir nicht vorstellen, dass du auch mit mehr Gewicht als jetzt mit deinem Körper zufrieden sein kannst. Aber bedenke: Als du begonnen hast abzunehmen, warst du nicht zufrieden mit deinem Körper, du wolltest vielleicht einige Kilogramm abnehmen. Doch dann hat sich dein Wunschgewicht immer weiter nach unten verschoben und du warst nie zufrieden, so wie es war. Oder, falls du zufrieden warst, hast du trotzdem weiter abgenommen, weil du aus Angst vor dem Dickwerden zu wenig gegessen hast, um das Gewicht überhaupt zu halten. Meine Erfahrung anhand der Erzählungen vieler Betroffener ist, dass die Unzufriedenheit mit dem Körper erst wirklich besser wird, wenn man die Essstörung erkennt und zum Verschwinden bringt.

Im Verlauf einer Essstörung kommen oft weitere Ängste dazu. Verliere ich die Kontrolle, wenn ich nachgebe? Lagert sich das Fett an den falschen Körperteilen an, so dass ich ganz schrecklich aussehen werde? Jugendliche, die sehr lange in einer Essstörung verharren, berichten mir oft von der Angst, was danach kommt. Werde ich wieder ein normales Mädchen, ein normaler Junge sein? Ist das überhaupt noch möglich? Welche Ziele habe ich denn noch, wenn ich nicht mehr das Ziel eines ganz dünnen Körpers habe? Finde ich mich in der normalen Welt noch zurecht?

Die anderen wissen nicht unbedingt, dass das alles bei dir mit so viel Angst verbunden ist. Sie meinen vielleicht, es sei Starrköpfigkeit oder nur eine Flause von dir. Es ist wichtig, dass du den anderen deine Ängste erklärst. Es hilft dir nicht, wenn die Ängste schließlich die Oberhand behalten und du in der Essstörung stecken bleibst. Besprich deine Ängste und Sorgen und lass dir dabei helfen, sie zu überwinden.

Du kannst mit der Gewichtsnormalisierung nicht warten, bis deine Ängste überwunden sind. Die Erfahrung zeigt, dass die Ängste sich nicht in der Therapie einfach «wegbesprechen» lassen. Die Angst verschwindet schrittweise mit dem Essen, indem du erkennst, dass du nicht so explosionsartig zunimmst, wie du erwartest. Das ist vergleichbar mit der Höhenangst. Diese kann man nur überwinden, indem man auf den Turm steigt, und nicht, indem man nur darüber spricht.

Fühlst du dich unverstanden und einsam? Sprich mit einer vertrauten Person darüber. Vielleicht ist deine Therapeutin Expertin für Essstörungen, aber du bist Expertin bzw. Experte für dich selbst. Wenn du ihr mitteilst, wie es dir geht, kann sie besser verstehen, wie genau die Essstörung bei dir aussieht. Versuche, dich deinen Eltern und den Therapeuten anzuvertrauen, und lass dir helfen beim Kampf gegen deine Essstörung.

Ich kann «wirklich» nicht essen

Selbst wenn du bereits erkannt hast, dass du mehr essen musst, um zuzunehmen oder um keine Essattacken mehr zu erleiden, schaffst du es unter Umständen noch nicht. Du fühlst dich nach wenigen Bissen übervoll und es ekelt dich geradezu vor dem Essen. Du bist verzweifelt, weil dein Umfeld dir nicht glauben will, dass du fettige und süße Dinge einfach nicht essen kannst. Die Portionen, die dir aufgetischt werden, scheinen dir gigantisch. In Kapitel 8 kannst du nachlesen, welche körperlichen Symptome dazu führen, dass das Essen dir immer schwerer fällt. Der Magen wird kleiner und die Verdauung verlangsamt sich. Natürlich kann es nicht sinnvoll sein, in diesem Zustand zu verharren und weiterhin wenig zu essen, nur weil der Magen klein ist. Wenn du Schritt für Schritt die Portionen erhöhst, wird der Magen wieder größer, das Völlegefühl nach dem Essen verschwindet und du fühlst dich wohler. Hast du Schuldgefühle nach dem Essen? Wirfst du dir vor, schwach geworden zu sein? Auch diese Gefühle verschwinden nach und nach, wenn man das Essverhalten normalisiert.

Warum kann ich meine Essstörung nicht loslassen?

Essstörungen können für die Betroffenen viele Vorteile haben. Vielleicht ist es auch bei dir so, dass du dich inzwischen an deine Essstörung gewöhnt hast. Sie ist dir eine bekannte Begleiterin geworden, ohne die du dir das Leben kaum noch vorstellen kannst. Sicherlich hast du in der Therapie schon einmal über die Vor- und Nachteile der Essstörung nachgedacht. Du hast bereits erkannt, dass es viele Nachteile mit sich bringt, wenn du an der Krankheit festhältst. Manchmal wiegen aber ganz wenige sehr wichtige subjektive Vorteile alle Nachteile auf. Wenn du eine Tabelle machst mit deinen eigenen Vor- und Nachteilen, siehst du unter Umständen, dass die Liste der Nachteile viel länger ist. Aber ein einziger Vorteil – und sei es nur, dünn zu sein – überwiegt in deiner Wahrnehmung. Leider ist es so, dass viele seelische und körperliche Mechanismen der Essstörung dazu führen, dass sie sich immer mehr verfestigt, je länger sie andauert. Wenn du dich für diese Mechanismen interessierst, lies nach in Kapitel 8, wie sie funktionieren. Auch nach längerer Essstörung ist es trotzdem möglich, diese Art des Lebens zu verlassen und die Ziele der Essstörung aufzugeben. Wie bei keiner anderen psychischen Krankheit – mit Ausnahme der Suchterkrankungen – hängt der Erfolg der Essstörungstherapie von deiner eigenen Motivation ab. Es kann dir möglicherweise helfen, wenn du versuchst, dir alle Ziele zu vergegenwärtigen, die du sonst noch verfolgen möchtest in deinem Leben.

Eine Freundin von mir hat eine Essstörung …

Wenn du eine Freundin hast, die plötzlich immer weniger isst, dann machst du dir sicherlich Sorgen. Du siehst, dass sie dünner wird und im Gesicht bleich und kränklich wirkt. Du fragst dich, ob sie eine Essstörung hat. Es kann auch ein Junge aus deinem Bekanntenkreis sein, der betroffen ist. Viele Jugendliche in dieser Situation fragen sich, was sie tun sollen. Sollen sie lieber nichts dazu sagen oder sollen sie etwas unternehmen?

Wenn es sich um eine gute Freundin handelt: Sprich sie an und berichte ihr von deinen Sorgen. Frage sie, wie es ihr geht. Wenn sie mit Abwehr darauf reagiert und nichts von dem Problem wissen will, war es trotzdem nicht falsch, sie anzusprechen. Für viele Betroffene mit einer beginnenden Essstörung kann es ein wichtiger Anstoß sein, Hilfe in Anspruch zu nehmen, wenn eine gute Freundin sich Sorgen macht. Auch wenn deine Freundin oder dein Freund zunächst mal nicht weiter darüber reden möchte, denkt sie oder er vielleicht weiter darüber nach. Wenn du dir weiterhin Sorgen machst, solltest du unbedingt eine erwachsene Person ins Vertrauen ziehen. Dies können die Eltern deiner Freundin oder deines Freundes, deine eigenen Eltern, der Klassenlehrer oder eine Vertrauenslehrerin sein. Erzähle ihnen von deinen Sorgen. Du bist nicht für deine Freundin oder deinen Freund verantwortlich, sondern kannst dies den Erwachsenen übergeben.

14. Was können Eltern tun?

Linda tobt und schreit. Der Bruder zückt das Handy und filmt den Wutausbruch, was sie noch mehr in Rage bringt. Der Vater erhebt die Stimme, um dem Chaos Einhalt zu gebieten, die Mutter versucht, alle zu beruhigen und zu vermitteln. Das Machtwort des Vaters lautet, dass Linda den Teller leer essen müsse, sonst würde er sie sofort eigenhändig packen und in eine Klinik verfrachten. Die Mutter versucht ihm zu erklären, dass bei Linda Drohungen noch nie gewirkt hätten, woraufhin er ihr vorwirft, dass sie ihn torpedieren würde. Der Bruder schlingt sein Essen hinunter und verschwindet in sein Zimmer. Linda steht ebenfalls auf, ohne das Essen anzurühren. Sie wirft den Eltern vor, sie mästen zu wollen, und schreit heftig, dass die Portion viel zu groß für sie sei und dass sie so eine fettige Sauce noch nie gerne gehabt habe. Die Eltern bleiben streitend am Tisch zurück.

Alles, was wir tun, ist falsch. Dieses Gefühl kennen viele Eltern, deren Tochter oder Sohn in eine Essstörung geraten ist, nur allzu gut. Wenn die Eltern versuchen, Druck auszuüben, damit ihr Kind mehr isst, passiert häufig das Gegenteil. Die Familie verfängt sich in einem Teufelskreis von Druck und Verweigerung. Zum Glück ahnen viele Eltern, dass die Lösung nicht darin liegen kann, sich völlig zurückzuhalten und die Jugendlichen sich selbst zu überlassen. Denn: Bei der Essstörung gilt der Grundsatz, dass man sich nicht am eigenen Schopf aus dem Sumpf ziehen kann.

Wie also sollen Eltern sich verhalten, wenn sie ein Kind haben, das sich bereits in den Fängen der Essstörung befindet? Sollen sie frühzeitig intervenieren, und wenn ja, wie?

In meiner Tätigkeit mit von Essstörungen betroffenen Jugendlichen und deren Familien habe ich eines gelernt: Nicht jeder Betroffenen hilft dasselbe, nicht alle Familien sind gleich, und es gibt nicht die eine, für alle Familien richtige Lösung, wie Eltern sich verhalten sollen. Es gibt aber einige Grundsätze, die den Eltern zeigen können, wie sie ihre Tochter oder ihren Sohn auf dem Weg aus der Essstörung unterstützen können.

Der erste Grundsatz: Zuhören und nachfragen

Wenn Jugendliche oder junge Erwachsene etwas tun, worüber wir uns Sorgen machen, so sind wir schnell mit einem Ratschlag bei der Hand. Was uns dabei leitet, ist die Angst. Berechtigt oder nicht, bringt sie uns dazu, schnell und heftig zu reagieren, um unsere Kinder zu warnen und sie von der aus unserer Sicht gefährlichen Handlungsweise abzubringen. Genauso handeln wir, wenn unser Kind beginnt zu hungern. Zunächst sind wir noch einverstanden und bewundern vielleicht die Energie und Konsequenz, mit der unsere Tochter oder unser Sohn dabei vorgeht. Wir möchten ja auch, dass sie oder er sich im eigenen Körper wohlfühlt, und ein paar Kilo weniger können da nicht schaden. Aber dann erschrecken wir über die rasante Veränderung, die wir da an unserem Kind beobachten, je schneller es an Gewicht verliert. Es wird blass, hohläugig und ernst. Es zieht sich immer mehr von uns zurück, ist nicht mehr erreichbar. Dann versuchen wir, es mit unseren gut gemeinten und heftig vorgetragenen Ratschlägen vom Hungern abzubringen.

Wenn Eltern anfangen, sich Sorgen zu machen, ist ein Gespräch angebracht. Dabei sollten nicht vor allem gute Ratschläge erteilt werden. Als Elternteil sollten Sie zunächst einmal von Ihren eigenen Sorgen erzählen und Ihre Beobachtungen mitteilen. Sie sollten dann aber auch zuhören, was die Jugendlichen zu berichten haben. So erfahren Sie, wie die Jugendlichen die Situation beurteilen und welche Gefühle für sie dabei eine Rolle spielen. Fragen Sie genau nach, was gemeint ist. Kann Ihre Tochter oder Ihr Sohn ruhig darüber diskutieren oder ist das Thema bereits mit vielen Ängsten und mit Abwehr verbunden?

Der zweite Grundsatz: Alles, was wir tun, ist in den Augen der Betroffenen falsch – aber nichts tun ist noch falscher

Essstörungen haben die Tendenz dazu, sich zu verselbständigen. Sie sind besser heilbar, je früher sie erkannt werden. Darum ist nichts zu unternehmen keine gute Möglichkeit. Die Eltern können nicht damit rechnen, dass die Jugendlichen sofort einverstanden sind, wenn sie eine Behandlung vorschlagen. Häufig ist das nicht der Fall. Dennoch kann es einen positiven Einfluss auf die frühzeitige Einsicht der jungen Betroffenen haben, wenn Eltern rechtzeitig engagiert gegen die Essstörung Stellung nehmen. Es ist also richtig, zunächst zuzuhören und nachzufragen und zu versuchen, die Jugendlichen zu verstehen. In einem zweiten Schritt ist es aber unabdingbar, die Sorge klar und deutlich zu formulieren. Verlangen Sie als Eltern mit Nachdruck ein Gespräch bei einer Fachperson, wenn Sie den Eindruck haben, dass eine Essstörung im Anmarsch ist.

Der dritte Grundsatz: Kämpfen Sie nicht gegen die Tochter oder den Sohn, sondern gegen die Essstörung

---

Armina ist seit mehreren Monaten wegen einer Magersucht in Behandlung. Sie macht gut mit und die Eltern vertrauen ihr. In einem Familiengespräch berichtet der Vater jedoch aufgebracht, dass die Eltern entdeckt haben, dass Armina sie betrogen habe. Die Eltern sind massiv enttäuscht von ihr. Sie hat während der Mahlzeiten Essen verschwinden lassen und Zwischenmahlzeiten ausgelassen und die Eltern darüber belogen. Dies sei nur herausgekommen, weil die Mutter das versteckte Essen gefunden habe. Armina weint und gesteht, dass sie das Essen versteckt habe, weil sie so große Angst hatte, mit den aus ihrer Sicht riesigen Portionen zu schnell zuzunehmen. Für sie bricht eine Welt zusammen, weil sie die Eltern so enttäuscht hat. Aber sie konnte nicht anders, zu groß war die Angst vor dem Dickwerden.

Vielleicht sind auch Sie enttäuscht von Ihrer Tochter oder Ihrem Sohn. Während Ihr Kind früher sehr vernünftig und unkompliziert war, gibt es nun sehr viele Probleme durch die Essstörung. Bedenken Sie aber: Ihr Kind ist in eine Krankheit hineingeraten und hat ein medizinisches Problem. Die Diät hat es nur begonnen, weil es aufgrund der gesellschaftlichen Schlankheitsideale dazu verleitet wurde. Die Symptome der Essstörung wirken von außen bizarr, lassen sich jedoch nicht einfach mit logischen Erklärungen entkräften. Falls Ihr Kind im Rahmen der Essstörung beginnt, unehrlich zu sein, dann hat das nichts mit einer plötzlichen Veränderung des Charakters zu tun. Zur Essstörungssymptomatik gehört es häufig dazu, dass die jungen Betroffenen aus Angst vor der Gewichtszunahme anfangen, zu lügen und zu betrügen. Dies ist ein Symptom der Krankheit und Sie sollten es Ihrem Kind nicht persönlich vorwerfen. Beurteilen Sie die Symptome nicht moralisch, sondern helfen Sie Ihrem Kind. Verbünden Sie sich mit ihm im gemeinsamen Kampf gegen die Essstörung.

Liebe Eltern …

Wenn ich Sie mit diesem Text ermutigen kann, Ihr Engagement gegen die Essstörung Ihres Kindes weiterzuführen und nicht aufzugeben, dann ist mein Ziel erreicht. Selbst wenn Sie alles in den Augen Ihrer Tochter oder Ihres Sohnes falsch machen, dann ist nichts tun noch falscher. Und wenn ich Sie mit diesem Buch ein wenig von der Frage der Schuld an der Essstörung Ihres Kindes entlasten kann, dann freut mich das umso mehr.

Die Prognose bei jungen Menschen mit Essstörungen ist besser als bei Erwachsenen, die diese Krankheit entwickeln. Dies hat nicht zuletzt damit zu tun, dass Eltern als wichtigste Bezugspersonen helfen können, dass die Essstörung frühzeitig erkannt und behandelt wird. Insbesondere wenn die Jugendlichen oder jungen Erwachsenen noch zu Hause wohnen, kann ein frühzeitiges beherztes Eingreifen der Eltern entscheidend für eine frühe Behandlung und Gesundung sein. Eltern können in vielen Fällen unterstützend beim Ernährungsaufbau helfen. Dies funktioniert aber oft nur, wenn diese Hilfe für die Jugendlichen gemeinsam mit einer Therapeutin bzw. Therapeuten vereinbart wird. Darum sollten Sie sich so rasch wie möglich beraten lassen, wenn der Verdacht auf eine Essstörung bei Ihrem Kind besteht. Im nächsten Kapitel können Sie nachlesen, wie Eltern in Behandlungen von jungen Menschen mit Essstörungen hilfreich einbezogen werden können und welche Rolle sie dabei spielen.

Es gibt nicht die eine richtige Behandlung für Essstörungen. Wenn eine Therapie bei Ihrem Kind nicht auf Anhieb funktioniert, dann muss das nicht bedeuten, dass die Therapie falsch ist. Unter Umständen wehrt sich Ihr Sohn oder Ihre Tochter gegen die Behandlung, was mehr mit der Stärke der Essstörung als mit der Behandlung selbst zu tun hat. Versuchen Sie, ruhig zu bleiben und die Behandlung zunächst einmal wirken zu lassen. Insbesondere, wenn es sich um eine stationäre Therapie handelt, dauert es oft eine Weile, bis die jungen Betroffenen sich darauf einlassen können. Es ist enorm hilfreich, wenn Eltern sich hinter die Behandlung stellen und mit den Therapeutinnen und Therapeuten an einem Strick ziehen. Falls Sie auf die Dauer ernsthafte Zweifel an der Wirksamkeit einer Therapie und der Eignung für Ihr Kind haben, sprechen Sie unbedingt mit den Behandlern darüber.

Vielleicht sind Sie schon einen längeren Weg mit Ihrem Kind durch die Essstörung gegangen. Die Behandlungen waren bisher nicht erfolgreich. Sie fragen sich, ob es überhaupt noch Hoffnung für Ihr Kind gibt. Wichtig ist es, den Mut nicht zu verlieren. Es gibt keine für alle Patientinnen und Patienten gleichermaßen erfolgreiche Behandlungsmethode. Deshalb kann man auch nicht schlussfolgern, dass die bisherigen Behandlungen nutzlos oder falsch waren. Manche Erkrankte müssen durch mehrere Behandlungszyklen gehen, bis die Einsicht reift und die Therapien zu greifen beginnen. Erfolge sind aber auch nach längerer Krankheitsdauer möglich. In meiner Tätigkeit habe ich viele junge Menschen gesehen, die auch nach jahrelanger Essstörung den Kampf gegen die Krankheit gewonnen und ins Leben zurückgefunden haben.

15. Die Therapie junger Menschen mit Essstörungen

Behandlungen von Essstörungen nützen! Insgesamt zeigt die Forschung, dass einem großen Teil der jungen Menschen mit Essstörungen wirksam geholfen werden kann. Der Erfolg der Behandlungen hat sich in den letzten Jahrzehnten weiter verbessert. Doch welche psychotherapeutische Methode ist die beste? Soll man frühzeitig stationär oder möglichst lange ambulant behandeln? Was zeigen die Studien über die Wirksamkeit verschiedener Therapieformen? Es gibt viele Untersuchungen dazu, doch einige Fragen sind in der Forschung bis heute noch nicht abschließend beantwortet. Daneben gibt es vielfältige klinische Erfahrungen im Bereich der Essstörungsbehandlung. Während noch vor einigen Jahrzehnten stationäre Behandlungen mit Zwangsernährung dominierten, legen heutige Therapieansätze großen Wert auf die Motivation der Betroffenen. Das folgende Kapitel stellt die aktuelle «Best Practice» der Essstörungsbehandlung bei Kindern und Jugendlichen aus meiner Sicht dar. Soweit vorhanden, werden die Studien zur Wirksamkeit der verschiedenen Therapieformen entsprechend dem aktuellem Forschungsstand erwähnt.

Die Erstintervention in der Sprechstunde bei jungen Menschen mit Essstörungen

Junge Menschen mit Essstörungen werden zu Erstgesprächen in Arztpraxen, spezialisierten Fachstellen oder in der Kinder- und Jugendpsychiatrie vorgestellt. Im ersten Gespräch in meiner Sprechstunde werden bei minderjährigen Kindern und Jugendlichen die Betroffenen gemeinsam mit ihren Eltern oder Erziehungspersonen eingeladen.

Zu Beginn des Erstgespräches wird allen Beteiligten die Gelegenheit gegeben, sich vorzustellen, erst anschließend sprechen wir über den Grund für die Konsultation. Hierdurch wird den Betroffenen vermittelt, dass wir uns nicht unmittelbar auf ihr Problem

In Kapitel 7 haben wir Claires Weg in die Magersucht beschrieben und in Kapitel 11 gesehen, dass sich die Familie in gegenseitige Vorwürfe und Schuldgefühle verstrickt hat. Im ersten Gespräch gemeinsam mit den Eltern in unserer Sprechstunde erscheint Claire zunächst höflich, aber sehr distanziert. Nach einer kurzen Vorstellung frage ich sie, ob sie freiwillig hier ist oder auf Bestreben der Eltern. Indem ich das offen anspreche, wird etwas Druck aus der Situation genommen. Sobald wir auf das Thema Essen zu sprechen kommen, verhärtet sich Claire deutlich. Ich spüre, dass sie große Angst hat, und frage sie, was sie befürchtet. Sie möchte auf keinen Fall in eine Klinik eingewiesen werden. Wir besprechen die Problematik des Gewichtsverlustes eingehend. Sie schildert ihre großen Selbstzweifel in Bezug auf den Körper. Ihre Antworten zeigen, dass Claire sich in Ansätzen bewusst ist, dass sie inzwischen zu viel Zeit mit Gedanken ums Essen und ihren Körper verbringt. Ihren Gewichtsverlust empfindet sie aber als unbedenklich, sie sei ja noch gar nicht so dünn. Als wir dann den Gewichtsverlauf auf der BMI-Kurve einzeichnen, erschrickt sie deutlich. Wir besprechen, wie die Linie wohl weiter verlaufen wird, wenn wir nichts unternehmen. Sie scheint zum ersten Mal zu begreifen, wohin die Essstörung sie führen kann. Trotzdem wehrt sie sich mit Händen und Füßen, als ich gegen Ende des Gespräches versuche, eine Vereinbarung über den Aufbau der Ernährung für die nächste Woche zu treffen. Ich komme ins Schwitzen. Ein langer Weg liegt vor Claire und ihrer Familie.

stürzen, sondern kurz innehalten, um zu erfahren, wen wir überhaupt vor uns haben. Danach erhalten die Familienmitglieder einzeln die Möglichkeit, das Problem aus ihrer Sicht darzustellen. Dabei ergibt sich nicht selten ein äußerst kontroverses Bild: Die Jugendlichen empfinden sich meist nicht als krank, während die Eltern große Sorgen äußern. Es kann aber auch so sein, dass sich alle Beteiligten einig sind, dass kein großes Problem vorliegt; vielleicht wurde die betreffende Familie von einem Arzt oder einer Lehrperson in unsere Sprechstunde geschickt. Immer wieder gibt es aber auch junge Menschen, die eine Essstörung bei sich wahrnehmen und sich selbst bei uns anmelden; dies insbesondere dann, wenn eine Bulimie vorliegt. Die Essattacken mit Erbrechen sind häufig sehr belastend und werden von den Betroffenen selbst als krankhaft wahrgenommen, während sie einen reinen Gewichtsverlust zunächst eher als positiv werten.

In der ersten Sitzung mache ich mir vor allem ein Bild von der Situation. Gegen Ende des Gespräches gebe ich eine Einschätzung ab: Handelt es sich bereits um eine Essstörung? Oder um eine Vorstufe mit hohem Risiko für die Entstehung einer Essstörung? Oder kann Entwarnung gegeben werden? Hierfür verwende ich bei jeder Essstörung mit Gewichtsverlust die BMI-Perzentilen-Kurven, in die ich den Verlauf des Gewichtes eintrage. Die Sichtbarkeit einer sehr steilen Abwärtslinie ist ein Alarmzeichen und hilft den Jugendlichen meist, besser zu verstehen, warum alle so in Sorge sind.

Die Beteiligten zeichnen im ersten Gespräch gleichsam den Weg der jungen Betroffenen in die Essstörung nach. Immer wieder erschreckt es mich zu hören, wie sich die ersten Motive für die Gewichtsabnahme ähneln: «fette Oberschenkel», ein «dicker, vorgewölbter Bauch», «zu wenig Muskeln». Alle Motive der essgestörten Gesellschaft bilden sich im einzelnen Fall ab und stehen am Beginn einer Leidensgeschichte. Im Erstgespräch können wir jedoch nur ein sehr kurzes kritisches Fragezeichen hinter die Grundannahmen der jungen Person malen. War sie wirklich so dick und unansehnlich, wie sie sich erlebt hat, bevor sie begann abzunehmen? Die BMI-Kurve zeigt meist ein anderes Bild.

Anschließend zeige ich die Therapiemöglichkeiten auf, die ich für die jungen Betroffenen sehe. Nur sehr wenige Fälle sind bereits so fortgeschritten, dass die Betreffenden unmittelbar in eine Klinik eingewiesen werden müssen. Trotzdem ist es wichtig, von Anfang an auf die Vorzüge der stationären Behandlung hinzuweisen. Eine stationäre Behandlung wird von den meisten jungen Menschen mit Essstörungen zuerst einmal stark abgelehnt. Dies kann eine Motivation sein, bei der ambulanten Behandlung gut mitzumachen. Dennoch stelle ich von Anfang an klar, dass eine Einweisung in eine Klinik nicht als Strafe, sondern als logischer und notwendiger nächster Schritt zur Intensivierung der Behandlung in Frage kommt, falls die ambulante Behandlung nicht ausreicht.

Wenn die Kinder oder Jugendlichen klare Zeichen für eine beginnende oder voll erblühte Essstörung zeigen, dann mache ich deutlich, dass ich – wie die Eltern – der Meinung bin, dass diese behandelt werden muss. Hiermit positioniere ich mich auf der Seite der Gesundheit; von den Jugendlichen wird das unter Umständen jedoch so erlebt, dass ich mich gegen sie stelle. Immer wieder sehe ich aber auch eine gewisse Erleichterung bei den jungen Betroffenen, dass endlich jemand klar Stellung bezieht und der Sache Einhalt gebietet. Denn im tiefsten Inneren haben viele schon gemerkt, dass sie sich in eine Essstörung verstrickt haben und allein nicht mehr weiterkommen; sie ahnen bereits, dass sie krank sind, können es aber noch nicht zugeben. Oberflächlich gesehen kommt der Auftrag für die Behandlung in diesem Fall von den Eltern, in Wahrheit gibt es aber meistens auch eine nicht so offensichtliche Seite der Jugendlichen, die um Hilfe schreit.

Wenn die Sache aus klinischer Sicht klar ist, dann verwende ich deutliche Begriffe: Magersucht bzw. Anorexie und Bulimie. Der Begriff «Essstörung» wird von vielen nicht recht ernst genommen, während die klare Benennung der Krankheit als «Magersucht» oder «Bulimie» oft einen regelrechten und in manchen Fällen heilsamen Schock auslöst.

Ebenfalls zum Erstgespräch gehört eine erste Abmachung über den Nahrungsaufbau. Meist versuche ich bereits, die Eltern als Essens-Coaches zu involvieren. Die Jugendlichen sollen unmittelbar und konkret in Bezug auf das Essen unterstützt werden. Ansonsten geht wertvolle Zeit verloren, in der die Jugendlichen weiter abnehmen und die Situation sich entsprechend verschlimmert. Wenn keine einvernehmliche Abmachung getroffen werden kann, muss zeitnah ein zweiter Termin vereinbart werden. Es ist auch danach wichtig, die Familie in dieser kritischen Phase mindestens wöchentlich einzubestellen.

Psychoedukation: Aufklärung über das Erscheinungsbild und die Hintergründe der Essstörung

Betroffene und ihre Familie müssen über die Symptome und Mechanismen der Essstörung informiert werden. Dabei werden sowohl körperliche als auch seelische Folgen der Essstörung aufgezeigt. Natürlich können wir die Hilfesuchenden nicht im ersten Gespräch mit der Informationskeule erschlagen. Die wichtigsten Zusammenhänge werden bereits im Erstgespräch erklärt, nach und nach wird das Wissen in der Zeit der ersten Behandlungswochen vertieft.

Es ist wichtig, dass die Familien und die Betroffenen gemeinsam erkennen, welches die Zeichen der Essstörung sind, um diese einordnen zu können. Dies hilft den Eltern, die Symptome als krankheitsbedingt zu erkennen und nicht der Patientin selbst als Person zuschreiben. Auch die Jugendlichen selbst erhalten einen Einblick in die Welt der Essstörung. Hierdurch erkennen sie, dass sie mit ihrem Problem nicht allein dastehen und dass es Wege zur Bewältigung gibt. Dazu gehört eine Beschreibung des Teufelskreislaufs, den die Essstörung mit unschöner Regelmäßigkeit in Familien erzeugt, damit sie nachvollziehen können, inwieweit sie selbst darin feststecken. Dadurch werden sowohl die Patientinnen und Patienten als auch die Angehörigen von Schuldgefühlen entlastet.

Ambulante oder stationäre Behandlung?

Bei rechtzeitigem Beginn der Therapie werden in unserer Klinik in Zürich ca. 80% der Jugendlichen mit schweren Essstörungen ambulant behandelt, nur 20% müssen eingewiesen werden. In Gegenden mit gering ausgebauter ambulanter Behandlung werden die Jugendlichen in der Regel später angemeldet, wenn die Krankheit bereits weiter fortgeschritten ist. In diesen Kliniken muss dann ein Großteil der Patientinnen und Patienten stationär behandelt werden, insbesondere bei Vorliegen einer Anorexia nervosa.

Therapien junger Menschen mit Essstörungen können ambulant oder stationär sowie auch in Tageskliniken stattfinden. Die Forschung zeigt uns kein klares Bild davon, welche Methode überlegen ist. Es gibt zu diesem Thema nur wenige Studien, in denen die Zuteilung zu den Behandlungen zufällig erfolgte und die Behandlungsresultate verglichen wurden. Hierbei zeigte sich bisher nicht, dass eine stationäre Einweisung der ambulanten überlegen ist.[61] Neuere Studien haben eine Tagesklinik-Behandlung junger Menschen mit Essstörungen mit einer vollstationären Behandlung verglichen. Hier wiesen beide Behandlungsmethoden dieselbe Effektivität auf.[62] Meistens handelt es sich jedoch nicht um spezielle

Tageskliniken, sondern um Stationen, in denen die Patienten über Nacht und am Wochenende nach Hause gehen können.

Die tagesklinische Behandlung bietet gegenüber der vollstationären einige Vorteile: Die Betroffenen können jeden Tag zu Hause die in der Klinik neu gelernten Verhaltensweisen gemeinsam mit der Familie üben. So kann der Übergang zur ambulanten Therapie besser gelingen. Häufig ist die Etablierung der Ernährung nach der Entlassung aus der Klinik ein kritischer Punkt. Deswegen empfiehlt es sich bei primär stationärer Behandlung, gegen Ende des Aufenthaltes Wochenendbeurlaubungen zur Erprobung durchzuführen.

Solange die körperlichen Symptome noch nicht gefährlich ausgeprägt sind, ist eine ambulante Behandlung von Vorteil – darin sind sich die Fachleute einig. Entscheidend für die Einschätzung des körperlichen Risikos ist vor allem die Kreislaufsituation und weniger das aktuelle Gewicht. Gefährlich sind auch Schwankungen der Blutsalze (insbesondere Kalium) durch häufiges Erbrechen.

Achtung:
Auch ohne starkes Untergewicht kann die Kreislaufsituation gefährlich werden. Akut problematisch ist vor allem ein schneller Gewichtsverlust von einem halben bis einem Kilogramm pro Woche. Blutdruck und Puls können sehr stark absinken, sodass es zum Kreislaufzusammenbruch kommen kann. Die aktuelle Ernährungssituation der letzten Tage und Wochen ist entscheidend. Eine ärztliche Untersuchung muss neben dem Gewicht vor allem die Kreislaufsituation gut abschätzen und die Blutwerte bestimmen.

Es gibt keine glasklaren Kriterien dafür, wann eine Einweisung erfolgen muss. Wir müssen abwägen und den Verlauf beobachten. Wenn die Jugendlichen zwar stark untergewichtig sind, aber in der Behandlung gut mitmachen, können auch schwere Essstörungen ambulant behandelt werden.

Tabelle 4 liefert Anhaltspunkte, in welchen Fällen eine stationäre Einweisung angezeigt ist. Im Einzelfall erfolgt ein Abwägen der Vor- und Nachteile gemeinsam mit den Betroffenen und den

Familien. Bei körperlich gefährlichen Situationen mit schlechter Kreislaufsituation muss die ärztliche Fachperson unter Umständen auch gegen den Willen der Betroffenen eine Einweisung veranlassen.

Kriterien für die Einweisung von Menschen mit Essstörungen in eine Klinik
rascher Gewichtsverlust von 0,5–1 Kilogramm pro Woche
anhaltender Gewichtsverlust trotz ambulanter Behandlung
häufiges Erbrechen trotz ambulanter Behandlung
ungenügende Motivation der Betroffenen für eine ambulante Behandlung
Nahrungsaufbau ambulant nicht möglich
kritische Blutdruck- und Pulswerte (ca. BD < 90/60, P < 50), Entscheidung bei ärztlicher Fachperson
veränderte Blutsalzwerte (Natrium, Kalium, Phosphat)
eskalierte Familiensituation trotz ambulanter Behandlung
akute Suizidalität

Tabelle 4: Kriterien für eine stationäre Behandlung bei Essstörungen

Die Eltern als wichtige Partner in der Behandlung: Die Familienbasierte Therapie

Der Einstieg in die Essstörung geschieht oft im Alter zwischen 13 und 17 Jahren und beginnt mit einer akuten Hungerphase. In dieser ersten Phase der Essstörungsbehandlung junger Menschen geht es daher vor allem darum, den rasanten Gewichtsverlust erst einmal zu stoppen. Studien zeigen, dass die Familientherapie dabei wirksamer ist als eine alleinige Einzeltherapie. Daher ist das Einbeziehen der Eltern die klarste Empfehlung internationaler Richtlinien zur Behandlung der Anorexie bei Jugendlichen. Falls die Familiengespräche zu konfliktbeladen sind, können neben den Einzelgesprächen auch separate Gespräch mit den Eltern durchgeführt werden.[63] Auch bei bulimischen Erkrankungen hat sich die Familientherapie als hilfreich erwiesen.[64] Es ist eindeutig nicht empfehlenswert, junge Menschen mit schweren Essstörungen nur einzeltherapeutisch zu behandeln und die Eltern außen vor zu lassen.

Nochmals möchte ich an dieser Stelle betonen, dass diese Empfehlung keinesfalls darauf basiert, dass die Familie schuld ist am Ausbruch der Essstörung. Vielmehr zeigen die Studien, dass die Eltern als wichtigste Bezugspersonen vor allem in der ersten Therapiephase und bei jüngeren Patientinnen und Patienten einen positiven Einfluss auf die Behandlung haben.

Zu Beginn der Behandlung muss sich die Familientherapie darauf konzentrieren, die Familie aus dem Chaos der akuten Essstörungsdynamik zu befreien, das in aller Regel in der ersten Phase der Krankheit entsteht. Zudem sollten die Ressourcen der Familie gestärkt und genutzt werden, um möglichst rasch wieder eine regelmäßige Ernährung aufzubauen. Dies ist kein einfaches Unterfangen, ist aber in einem großen Teil der Fälle möglich, wenn die Essstörung noch nicht allzu lange besteht. Die wichtigsten Ziele der Familientherapie zu Beginn der Behandlung sind demnach:[65]

- Etablieren regelmäßiger Mahlzeiten mit Hilfe der Eltern
- Unterbrechen von familiären Interaktionen, welche die Essstörung aufrechterhalten
- Coaching der familiären Bezugspersonen im Umgang mit der Essstörungsproblematik
- Einbinden der Familie als Ressource für den Genesungsprozess
- Fördern des gegenseitigen Verständnisses zwischen den Betroffenen und ihrer Familie

Die Vereinbarung

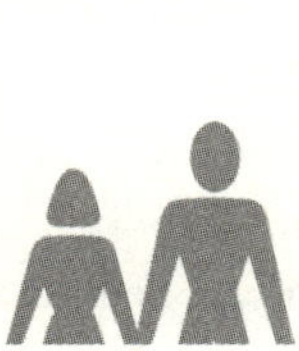

Wie erreichen wir, dass die Eltern die jungen Betroffenen bei den Mahlzeiten unterstützen können? Bislang sind die Versuche der Eltern, ihr Kind zum Essen zu bringen, ja in aller Regel gescheitert.

Die Familie wird darüber aufgeklärt, dass die Etablierung der

Mahlzeiten und die Restitution der Ernährung Ziel Nr. 1 sind, um den Teufelskreislauf der Essstörung zu unterbrechen. Die psychischen und körperlichen Folgen des Hungerzustandes müssen zuerst beseitigt werden. Zudem müssen die nicht hilfreichen familiären Eskalationen unterbunden werden.

Es ist wichtig, dass in den ersten Therapiesitzungen klare Vereinbarungen darüber getroffen werden, wie die Familienmahlzeiten von nun an aussehen sollen und was dabei die Rolle der Eltern ist. Die Abmachungen werden meistens schriftlich festgehalten. Ziel der Vereinbarung ist eine Verhaltensveränderung der Jugendlichen, die sie aus der Fixierung auf das Essen und den Körper lösen und sie aus dem Gedankenkarussell darüber befreien soll. Nach meiner klinischen Erfahrung ist es kontraproduktiv, in der Vereinbarung primär eine Gewichtszunahme festzulegen und dann die Jugendlichen mit ihrer Unterschrift unter den Vertrag darauf zu verpflichten, selbständig mehr zu essen. In den meisten Fällen ist dieses Vorgehen zum Scheitern verurteilt. Die Krankheit ist viel zu stark, als dass die jungen Betroffenen einfach mehr essen könnten. Daher wird primär festgelegt, dass die Eltern die Verantwortung für Menge und Nahrungszusammensetzung übernehmen sollen. Die Betroffenen sollen davon entlastet werden. Die Vereinbarung sieht vor, dass ab heute über die Ernährung nicht mehr diskutiert wird. Es gilt absolutes Diskussionsverbot, damit die «Essstörungsgespräche» bei Tisch unterbrochen werden. Dadurch wird Raum dafür geschaffen, dass die Familie sich wieder auf andere Themen konzentrieren kann. Ebenso werden Diskussionen zwischen den jungen Betroffenen und den Eltern im Vorfeld der Mahlzeiten unterbunden, was es zu essen geben und wie gekocht werden soll.

Ich frage die ganze Familie: Was von dem, was sie bisher probiert haben, war hilfreich – und was nicht? Die nicht hilfreichen Interaktionen sollen gestoppt werden. Die von den Jugendlichen als unterstützend erlebten Beziehungsangebote sollen ausgebaut werden. Dabei muss es sich nicht unbedingt nur Interaktionen handeln, die sich unmittelbar auf die Essstörung beziehen. Oftmals sind die Mädchen und Jungen sehr erleichtert, wenn auch andere wertvolle Beziehungsinhalte wieder vermehrt gepflegt werden.

Ein wichtiges Element dieser Therapiephase ist es, die Essstörung

Die Familie von Claire ist seit einigen Wochen in Behandlung. Die Familiengespräche sind für alle Beteiligten nicht einfach. Zunächst wehrt sich Claire mit Händen und Füßen gegen jede Unterstützung. Sie erklärt, dass sie «es selbst schaffen» wolle und die Hilfe der Eltern nicht brauche. Ihre Vorstellung erweist sich als Trugschluss, da sie den Ernährungsaufbau nicht selbst steuern kann; zu stark hat sich die Magersucht bereits in ihren Gedanken und Gefühlen eingenistet. Ich erkläre ihr, dass ihr Unabhängigkeitsstreben für mich nachvollziehbar ist, dass es sie aber in eine noch größere Abhängigkeit führt: die Abhängigkeit von der Essstörung und von den Behandlungen. Schließlich gelingt es ihr, in die Vereinbarung einzuwilligen, dass die Eltern für ihr Essen zuständig sind. Die Situation entspannt sich. Wir besprechen, welche Interventionen von Seiten der Eltern sie als hilfreich erlebt und welche nicht. Gut gemeinte Bemerkungen des Vaters über ihre Figur («Du siehst ja schon viel besser aus») erlebt sie als negativ; sie bestätigen in ihren Augen, dass sie wieder dicker wird. Sie wünscht sich, wieder mit der Mutter zu singen – ein gemeinsames Hobby, das dem Kampf ums Essen während der letzten Monate zum Opfer gefallen ist.

als gemeinsamen Feind zu etablieren. Diese Methodik wird «Externalisieren» genannt. In der Arbeit mit Betroffenen wird die Externalisierung häufig mit einem Namen symbolisiert: «Anna» für die Anorexie und «Mia» für die Bulimie. Anstatt gegeneinander zu kämpfen, soll die Familie sich gegen «Anna» oder «Mia» wenden. Ist es jetzt gerade Claire, mit der wir sprechen, oder hat sich «Anna» zu Wort gemeldet? Hier hat auch die gesellschaftskritische Sicht ihren Platz: Die Familie wirft einen Blick auf die verzerrten Schlankheitsideale der Gesellschaft und hinterfragt unter Umständen die eigenen Einstellungen.

Maudsley-Prinzipien der Familienbasierten Therapie

Die Familienbasierte Therapie wurde von einer Forschergruppe am Maudsley Hospital in London konzeptualisiert.[66] Die Maudsley-Methode ist die am besten untersuchte und als wirksam erwiesene Vorgehensweise im Rahmen der Familientherapie. Sie geht prinzipiell davon aus, dass die Eltern nicht in erster Linie Teil des Problems, sondern Teil der Lösung sind. Die Therapie gliedert sich in drei Phasen:

- PHASE 1: Verantwortungsübernahme der Eltern für die Mahlzeiten. Die Eltern werden gecoacht, wie sie die Ernährung ihres Kindes sicherstellen können (ca. drei Monate).
- PHASE 2: Die Jugendlichen übernehmen wieder selbst die Verantwortung für ihre Ernährung (ca. 3 Monate).
- PHASE 3: Die Familie erhält Gelegenheit, weitere Beziehungsthemen zu bearbeiten, wie zum Beispiel das Thema der Ablösung der Jugendlichen.

Mit Hilfe der Familientherapie werden die Mahlzeiten durch eine Vereinbarung wieder etabliert. Hierdurch wird der neurophysiologische und familiäre Teufelskreislauf der Essstörung durchbrochen. Wir gewinnen Zeit für den Motivationsaufbau und die weitere Therapie der Betroffenen.

In einer späteren Therapiephase kann es um vielfältige Themen der Familie gehen, falls Bedarf daran besteht. Einige der Familien nutzten die Gelegenheit, ihre Kommunikation zu verbessern und ihre Beziehungen zu klären und zu vertiefen. Es gibt aber auch viele Familien, die nach der ersten Therapiephase keine weiteren Familiengespräche benötigen. Das Familienklima entspannt sich, sobald die akute Essstörung abklingt.

Ernährungstherapie

Auch die Eltern wissen unter Umständen nicht, wie eine normale Mahlzeit aussieht. Angesichts der kollektiven Essstörung der Gesellschaft sind sie oft sehr verunsichert und möglicherweise selbst mit Gedanken um Diäten und Abnehmen beschäftigt. Wie sollen sie die Verantwortung für die Mahlzeiten übernehmen? Hier kann eine Ernährungsberaterin beigezogen werden. Diese sollte aber auf jeden Fall auf das Thema Essstörungen spezialisiert sein. Es geht nicht hauptsächlich um eine genaue Planung der Mahlzeiten. Solange das Kind nicht in der Klinik ist, sollte auf keinen Fall ein detaillierter Plan für den Aufbau der Ernährung ausgearbeitet und die Nahrungsmenge jeweils abgewogen und genau portioniert werden. Dies würde die Zwanghaftigkeit der Essstörungssymptomatik bei den jungen Betroffenen nur verstärken. Die Eltern sollen vielmehr dahingehend beraten werden, wie eine normale vielfältige Ernährung aussieht, und das Essen möglichst so kochen und auftischen wie vor der Essstörung. Es genügt im Prinzip die Befolgung der Ernährungsregeln, die in Teil 1 dieses Buches im Kapitel 4 dargestellt sind. Meistens lässt sich die Nahrungsmenge innerhalb von zwei bis drei Wochen schrittweise auf eine normale Portion für Jugendliche erhöhen.

Die vergessenen Geschwister …

Geschwisterkinder leiden oft stark unter der Essstörung ihrer Schwester oder ihres Bruders. Jüngere Kinder verstehen oft gar nicht, weshalb die Eltern von der Sorge um die ältere Schwester oder den Bruder völlig absorbiert sind. Die Geschwisterkinder kommen in dieser Zeit mit ihren «normalen» Sorgen und Nöten oft zu kurz, weil sich alles um die Krankheit dreht. Die Familienmahlzeiten werden auch für sie zum Horror. Es ist daher unabdingbar, dass die Geschwister mindestens zu aufklärenden Gesprächen in die Behandlung einbezogen werden. Sie sollten erfahren, woran ihre Schwester oder ihr Bruder leidet. Zusammen mit den Eltern soll in einem separaten Beratungsgespräch überlegt werden, wie sie Anliegen der Geschwister auch in der schwierigen Zeit der Essstörung aufnehmen und im Familienleben berücksichtigen können. Bei jüngeren Kindern kann das sehr einfühlsame Kinderbuch «Eine Tütü-Torte für Elise» Hilfestellung leisten. Hier wird die Magersucht der großen Schwester eindrücklich aus der Sicht der kleinen Marie geschildert und kindgerecht erklärt.[67] Gerade unter Schwestern können Essstörungen einen ansteckenden Effekt haben. Nicht selten habe ich gesehen, dass ein Mädchen eine Essstörung entwickelt und die Schwester nachfolgte. Auch deshalb ist es wichtig, alle Geschwister frühzeitig aufzuklären.

Gemeinsam gegen die Essstörung: Trialog-Abende für Eltern und Betroffene

Einige Behandlungszentren bieten eine Familientherapie in Gruppen an.[68] So können mehrere Familien gleichzeitig behandelt werden und wechselseitig von ihren Erfahrungen profitieren. In unserer Klinik sprechen wir von Trialog-Abenden (drei «Parteien» sprechen miteinander); Eltern, Betroffene und Behandler mehrerer Familien kommen gemeinsam ins Gespräch. «Eltern» meint natürlich auch hier nicht nur Elternpaare, die zusammenleben. Erfahrungsgemäß interessieren sich auch von den Jugendlichen getrennt lebende Eltern für das Wohl ihrer Kinder und können von den Elternabenden profitieren, was das Verständnis der Erkrankung und damit ihres Kindes betrifft. Das Konzept für die fünf Abende habe ich gemeinsam mit meiner Kollegin Dominique Simon erarbeitet. Anfänglich waren die Abende nur für Eltern konzipiert, die Jugendlichen wurden erst bei der letzten der fünf Veranstaltungen hinzugezogen. Durch den wiederholten Erfolg gerade des letzten Abends wurden wir mutiger und führen nun alle Abende im Trialog gemeinsam mit den Eltern und den Betroffenen durch. Es ist erstaunlich, wie stark das Verständnis von Eltern für ihr eigenes Kind steigt, wenn sie etwas von anderen Jugendlichen erklärt bekommen. Ebenso fällt es den jungen Betroffenen manchmal leichter, den Eltern anderer Jugendlicher zuzuhören als den eigenen und von ihnen etwas anzunehmen. Die Befragung der Teilnehmenden hat ergeben, dass sie sehr von den Inhalten der Abende und der Solidarität untereinander profitieren.

Die Abende sind nach Themen strukturiert. Wir geben jeweils einen kurzen Input aus unserer fachlichen Erfahrung, der dann breit diskutiert wird. Unsere informativen Anregungen nehmen nur einen kleinen Teil der Zeit in Anspruch, der Austausch zwischen den Betroffenen und ihren Familien steht im Vordergrund.

Die Abende umfassen die folgenden Themen:

1. Abend: Den Essstörungskreislauf in den Beziehungen erkennen und durchbrechen

2. Abend: Hilfe, die Essstörung frisst uns auf –
Wie können wir den Fokus erweitern?
3. Abend: Einfühlung und Verbesserung der Kommunikation mit den betroffenen Jugendlichen
4. Abend: Sorge, emotionale Wärme, Verantwortung – die richtige Balance finden
5. Abend: Gemeinsam gegen die Essstörung: Was hilft?

Bei unseren Inputs verwenden wir jeweils eine kurze Power-Point-Präsentation, von welcher im Folgenden einige Auszüge dargestellt werden. Auf den Folien sind die wichtigsten Prinzipien der von uns vertretenen Herangehensweise veranschaulicht. Die Eltern und Betroffenen sehen, welche Mechanismen sich bei Essstörungen in Familien einspielen, und lernen Strategien, um sich davon zu befreien.

Abend 1: Den Essstörungskreislauf in Beziehungen erkennen und durchbrechen

Wir ermutigen die Eltern, ihr Dilemma gegenüber den betroffenen Kindern auszudrücken. Sie sollen erklären, dass sie nicht wissen, wie sie richtig reagieren sollen, dass aber Nichtstun keine Option ist.

Wir besprechen den Teufelskreislauf der Essstörung in der Familie. Eltern und Jugendliche lernen, sich mit ihren Ängsten und ihrer Hilflosigkeit der Krankheit gegenüber besser zu verstehen. Dies fördert eine gemeinsame Haltung im Kampf gegen die Krankheit und dient der Entlastung. Wir besprechen Möglichkeiten, wie man aus dem Kreislauf aussteigen kann.

Abend 2: Hilfe, die Essstörung frisst uns auf – wie können wir den Fokus erweitern?

Am zweiten Abend geht es darum, dass die Essstörung die Familie buchstäblich «auffrisst». Eltern und Jugendliche sind mit nichts anderem mehr als der Krankheit beschäftigt und die positiven

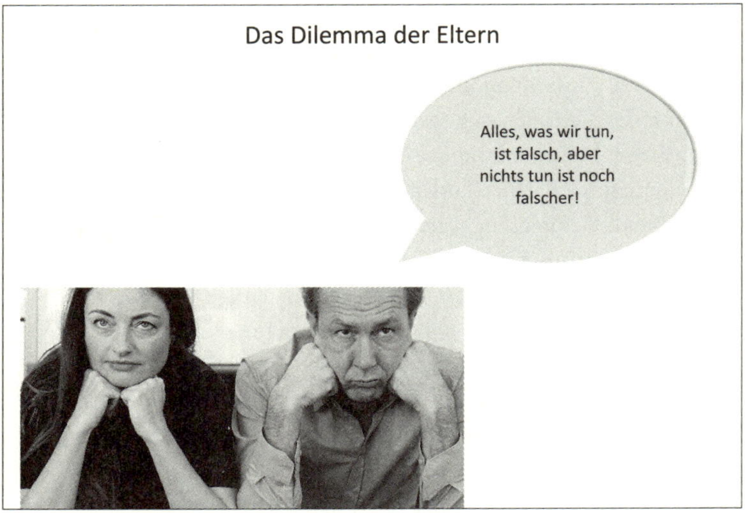
Das Dilemma der Eltern
Alles, was wir tun, ist falsch, aber nichts tun ist noch falscher!

Abbildung 31: Das Dilemma der Eltern

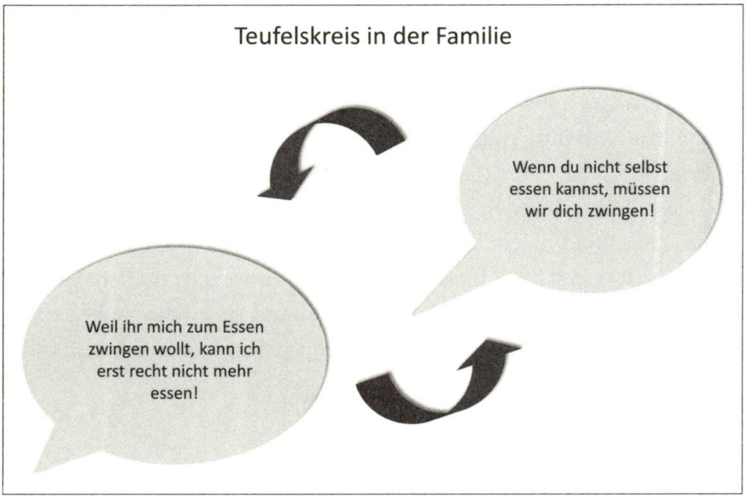

Abbildung 32–36: Der Teufelskreis in der Familie

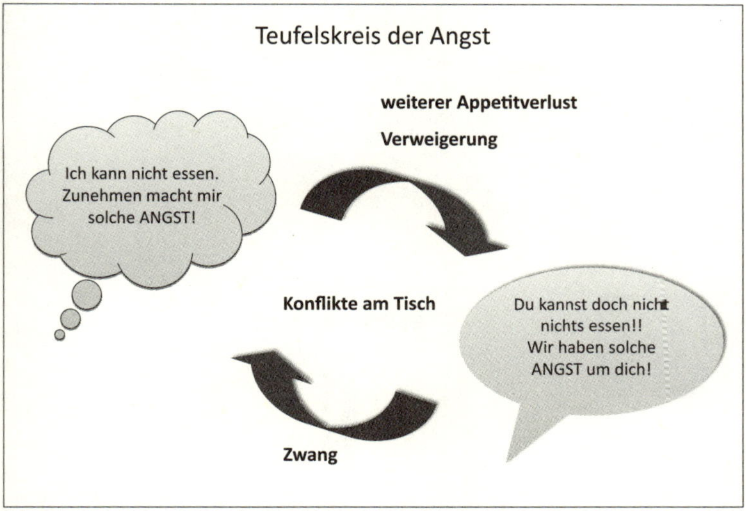
Teufelskreis der Angst
weiterer Appetitverlust
Verweigerung
Ich kann nicht essen. Zunehmen macht mir solche ANGST!
Konflikte am Tisch
Du kannst doch nicht nichts essen!! Wir haben solche ANGST um dich!
Zwang

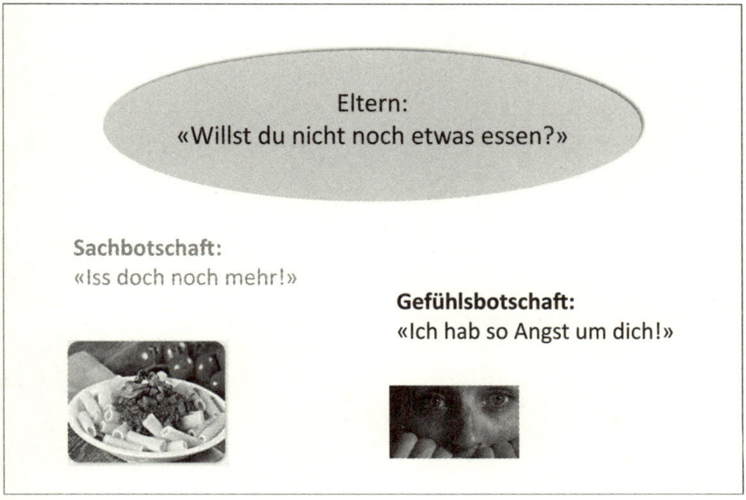
Eltern:
«Willst du nicht noch etwas essen?»
Sachbotschaft:
«Iss doch noch mehr!»
Gefühlsbotschaft:
«Ich hab so Angst um dich!»

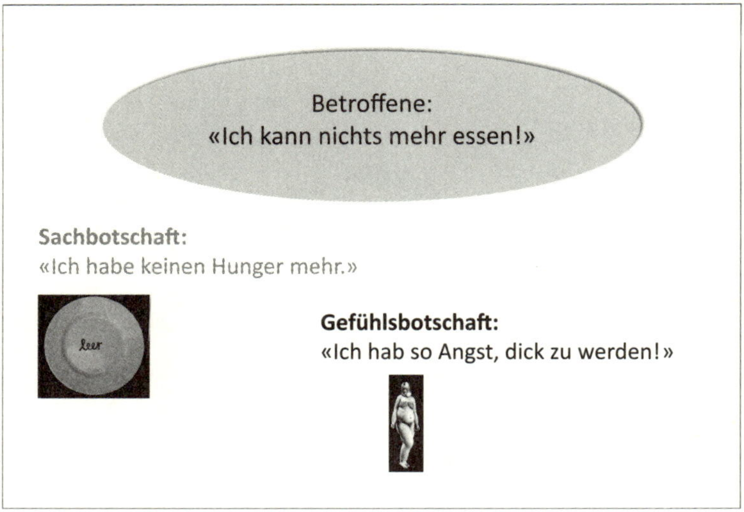
Betroffene:
«Ich kann nichts mehr essen!»
Sachbotschaft:
«Ich habe keinen Hunger mehr.»
leer
Gefühlsbotschaft:
«Ich hab so Angst, dick zu werden!»

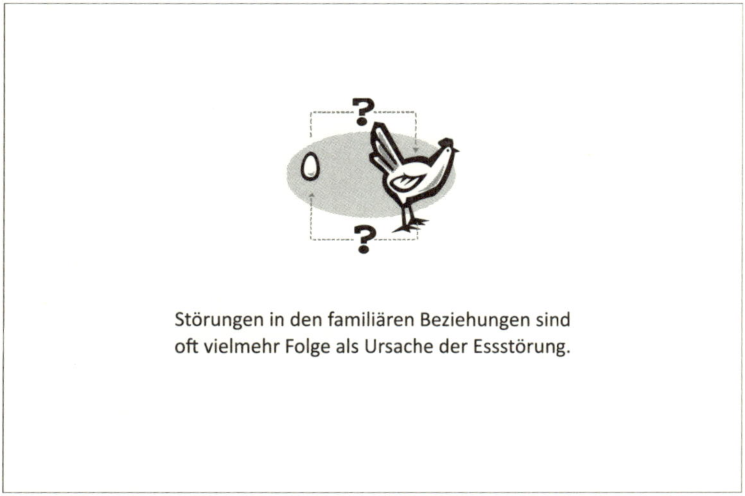
?
?
Störungen in den familiären Beziehungen sind
oft vielmehr Folge als Ursache der Essstörung.

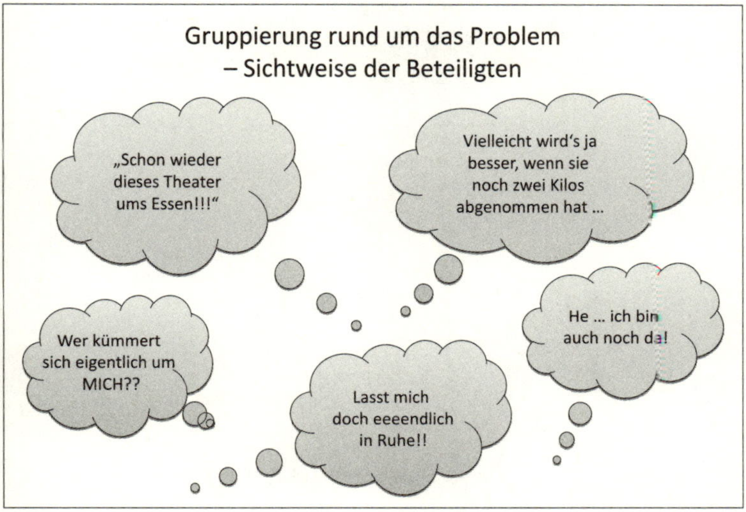

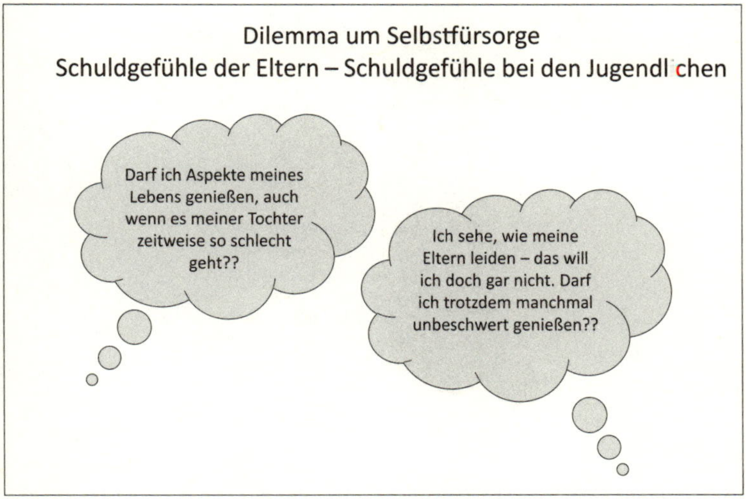

Abbildungen 37 und 38: Wie verhindern wir,
dass die Essstörung uns «auffrisst»?

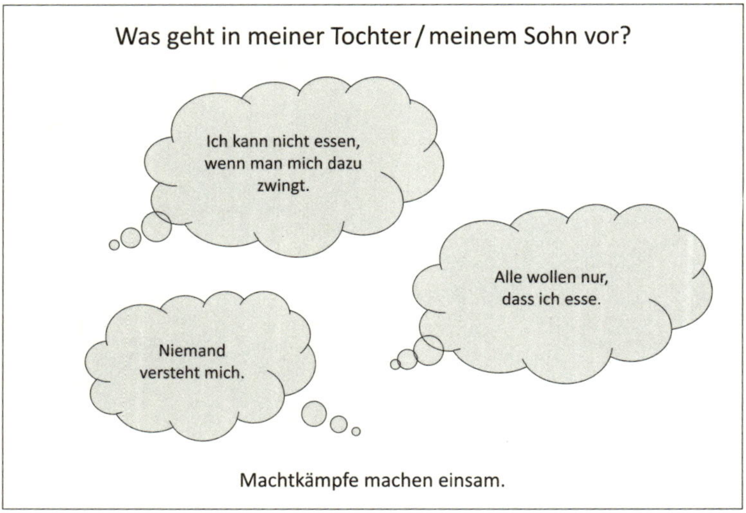
Was geht in meiner Tochter / meinem Sohn vor?
Ich kann nicht essen, wenn man mich dazu zwingt.
Alle wollen nur, dass ich esse.
Niemand versteht mich.
Machtkämpfe machen einsam.

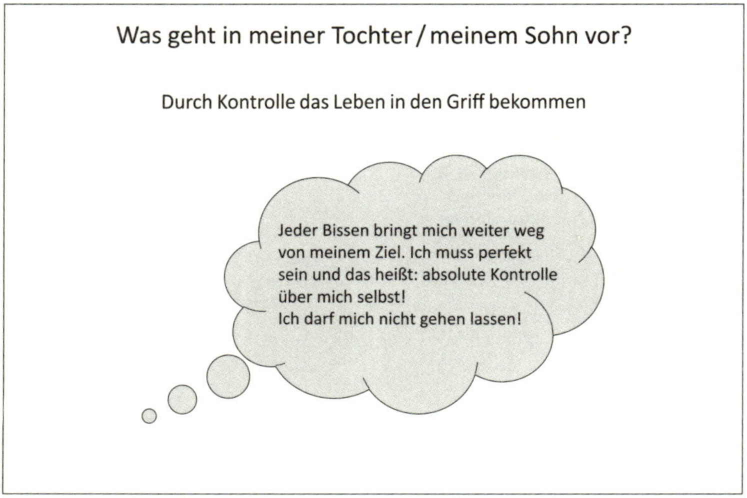

Abbildungen 39–42: Einfühlung in die Betroffenen

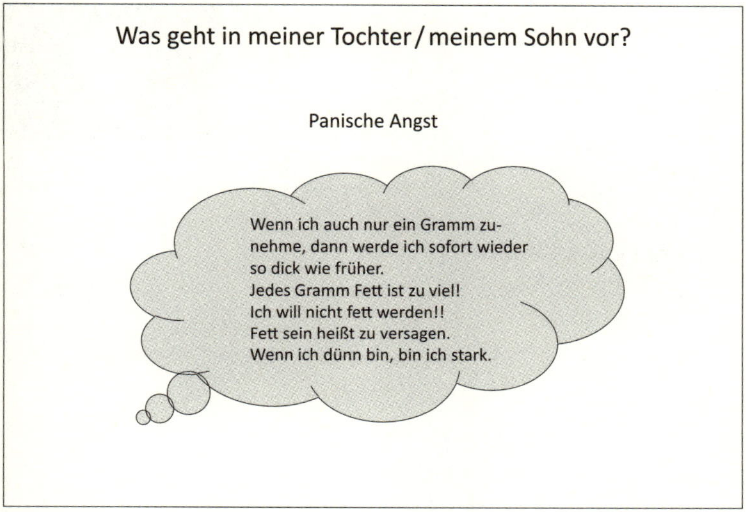
Was geht in meiner Tochter / meinem Sohn vor?
Panische Angst
Wenn ich auch nur ein Gramm zunehme, dann werde ich sofort wieder so dick wie früher.
Jedes Gramm Fett ist zu viel!
Ich will nicht fett werden!!
Fett sein heißt zu versagen.
Wenn ich dünn bin, bin ich stark.

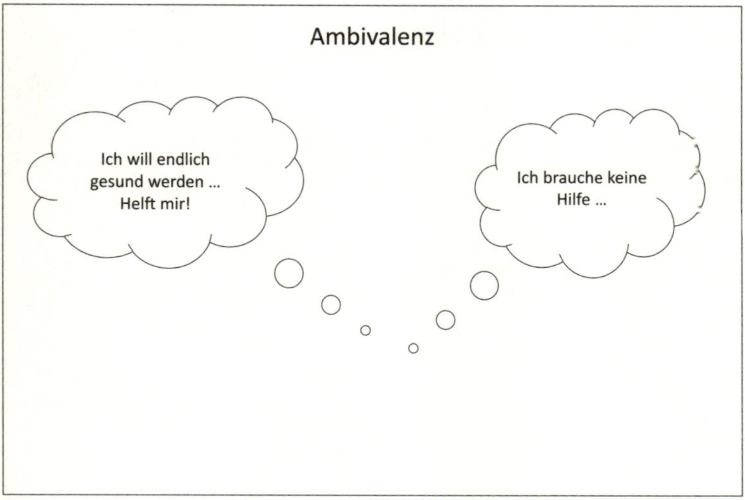
Ambivalenz
Ich will endlich gesund werden … Helft mir!
Ich brauche keine Hilfe …

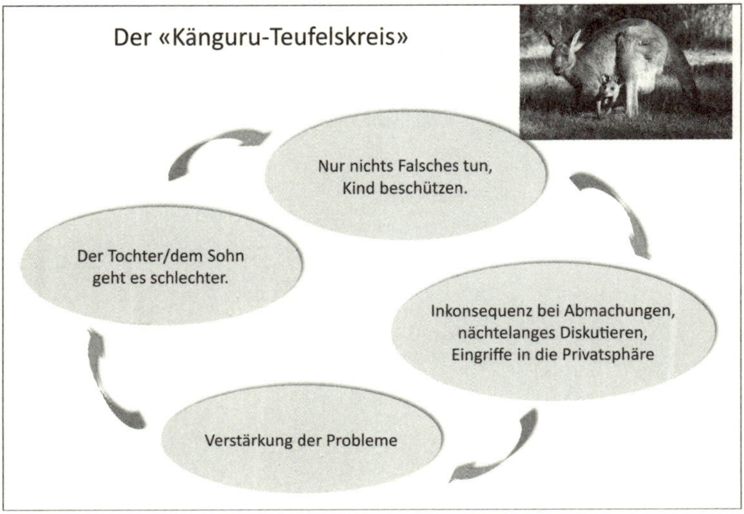

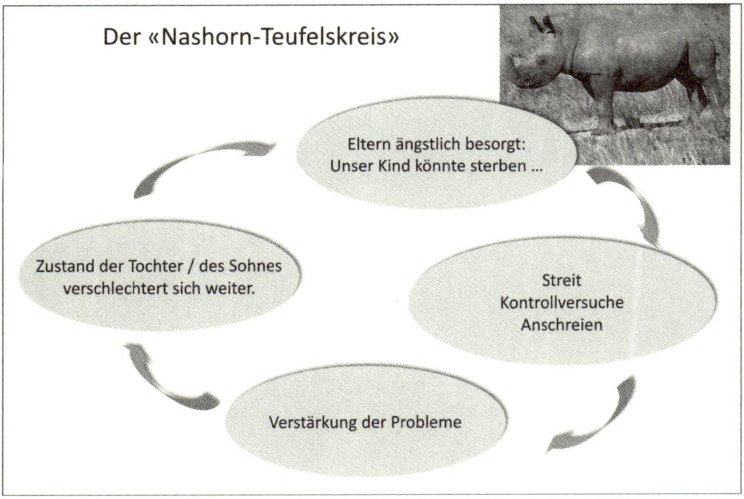

Abbildungen 43–46: Balance finden zwischen emotionaler Wärme und Führung (nach J. Treasure, 2017)

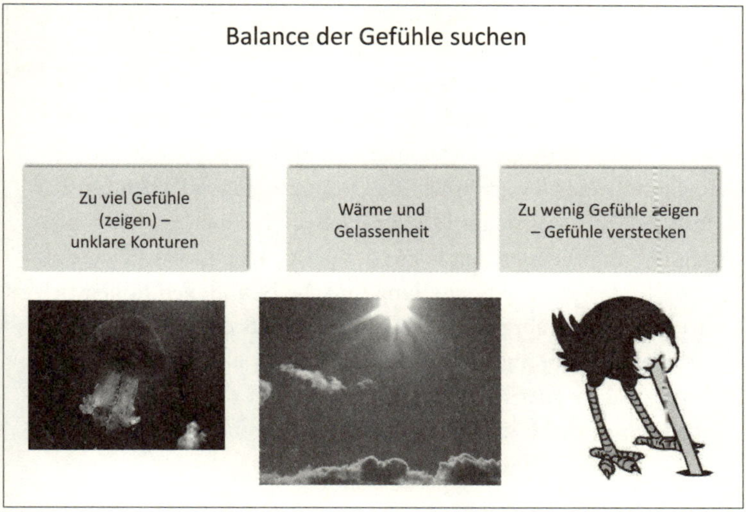
Balance der Gefühle suchen
Zu viel Gefühle (zeigen) – unklare Konturen
Wärme und Gelassenheit
Zu wenig Gefühle zeigen – Gefühle verstecken

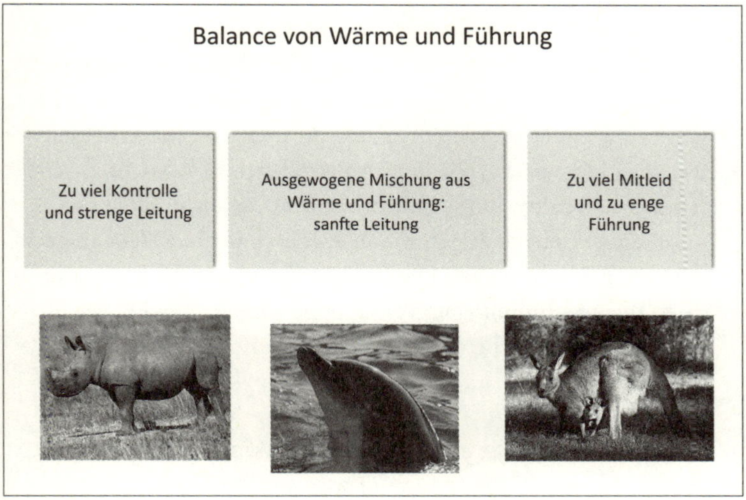
Balance von Wärme und Führung
Zu viel Kontrolle und strenge Leitung
Ausgewogene Mischung aus Wärme und Führung: sanfte Leitung
Zu viel Mitleid und zu enge Führung

Aspekte des Familienlebens treten mehr und mehr in den Hintergrund. Wir besprechen, wie sich die Beteiligten eine Auszeit nehmen können. Eltern dürfen und sollen auch andere Aspekte ihres Lebens wahrnehmen und sich um die Beziehung untereinander, zu den Geschwistern und zu Freunden kümmern. Wir machen gemeinsam eine Übung, in der die Eltern und Jugendlichen für sich aufschreiben, was sie im Leben genießen und auch genießen dürfen. Wenn es gelingt, den Fokus der Beziehungen wieder zu erweitern, fördert das die Gesundung und die Betroffenen fühlen sich als Menschen wahrgenommen – auch jenseits der Essstörung.
Es wird darauf hingewiesen, dass die Eltern mit den betroffenen Jugendlichen, aber auch den Geschwistern wieder etwas unternehmen sollen, damit sich nicht alles um die Essstörung dreht.

Abend 3: Einfühlung und Verbesserung der Kommunikation

Am dritten Abend versuchen wir, durch Beispiele von Zitaten Betroffener zu erarbeiten, wie junge Menschen ihre Essstörung erleben. Für die Angehörigen ist es wichtig, sich in die Welt der Essstörung einfühlen zu können, um ihr wirksam etwas entgegensetzen zu können. Für die jungen Betroffenen ist es wichtig, verstanden zu werden, um sich nicht mehr so einsam zu fühlen.

An diesem Abend zeigen wir auch Ausschnitte aus dem ausgezeichneten Film «Ana Ex». Dieser illustriert anhand der Diskussion einer Therapeutin mit einer Handpuppe namens Ana Ex, wie die Essstörung von den Betroffenen Besitz ergreift.[69]

Abend 4: Sorge, emotionale Wärme, Verantwortung – die richtige Balance finden

Die Inhalte des vierten Abends haben wir mit freundlicher Genehmigung aus einem in England entwickelten Programm für Angehörige von Essstörungen entnommen und modifiziert.[70] Es werden verschiedene Kommunikationsstile benannt, wie Eltern mit Essstörungen ihrer Kinder umgehen. Dafür verwenden wir die Tiersymbole von Janet Treasure: das Nashorn, das mit Strenge versucht, dem Kind die Essstörung auszutreiben. Oder das Känguru, das die betroffene Jugendliche beschützen will und daher bei Abmachungen aus allzu viel Mitleid heraus leicht inkonsequent wird. Den Vogel Strauß, der seine Gefühle nicht zeigen mag und den Kopf in den Sand steckt. Oder aber die Qualle, die ihre eigene Kontur verliert aus einem Übermaß an Gefühlen, von denen sie überschwemmt wird. Angestrebt wird eine sanfte Führung, die durch den Delfin symbolisiert wird, gekoppelt mit emotionaler Wärme und Gelassenheit (Treasure et al., 2008). Die Eltern können selbst entscheiden, in welchen Symbolen sie sich am ehesten wiederfinden, und über ihren eigenen Kommunikationsstil nachdenken.

Abend 5: Diskussion gemeinsam mit ehemaligen Betroffenen

Am fünften Abend findet eine gemeinsame Diskussion mit Personen statt, die ehemals von einer Essstörung betroffen waren. Dies ist ein Highlight sowohl für die Eltern als auch die jungen Menschen, die aktuell an einer Essstörung leiden. Zu sehen, wie sich junge Erwachsene aus der Essstörung herausgearbeitet haben, vermittelt Hoffnung. Besonders hilfreich ist es für die Jugendlichen, von früher Betroffenen zu hören, was diese durch das Aufgeben der Essstörung im Leben gewonnen haben.

Die Therapie geht nach Hause: Home Treatment für junge Menschen mit Essstörungen und deren Familie

Es gibt immer wieder Situationen, in denen die Essstörung der Jugendlichen einfach zu stark und die Familie erschöpft ist. Die in der Therapie getroffenen Vereinbarungen können zu Hause nicht eingehalten werden und das Karussell der Essstörung dreht sich weiter. Eine neue Behandlungsmethode zur Ergänzung der ambulanten Therapie ist das Home Treatment. In unserer Klinik gibt es seit einigen Jahren ein solches Projekt mit Pflegefachpersonal, das in unserer familientherapeutischen Technik für die Behandlung von Essstörungen geschult ist. Es handelt sich daher um ein störungsspezifisches Home Treatment. Die Pflegefachleute unterstützen die Familien beim Umsetzen der Vereinbarungen am Familientisch und beim Ernährungsaufbau. Sie helfen vor Ort, die Kommunikation zwischen den Familienmitgliedern zu verbessern.

Sie coachen die Jugendlichen in ihrem Kampf gegen die Essstörung. Dabei geht es um praktische Dinge wie Einkaufen oder das Mittagessen in der Schule, es werden aber auch die Beziehungen der Jugendlichen mit Familie und Gleichaltrigen angeschaut. Die Pflegefachkräfte arbeiten ressourcenorientiert. Gemeinsam mit den Betroffenen schauen sie sich im Alltag an, wie diese sich wieder anderen Aktivitäten zuwenden und neue Ziele aufbauen können. Hobbys werden wieder aufgegriffen, Freundschaften wieder aktiviert. Im Home Treatment wird besonderer Wert darauf gelegt, aufrechterhaltende Faktoren der Essstörung aufzuspüren und zu beseitigen – sei es innerhalb der Familie oder im Verhalten der Betroffenen selbst.

Home Treatment kann helfen, Einweisungen in Kliniken zu vermeiden oder stationäre Aufenthalte zu verkürzen. Unsere bisherigen Auswertungen haben ergeben, dass durch das Home Treatment die Wahrscheinlichkeit erhöht wird, dass eine ambulante Behandlung funktioniert. Die Befragung der Betroffenen ergab eine hohe Zufriedenheit mit dem Home Treatment. Auch viele Eltern fühlen sich durch diese zusätzliche Hilfe sehr gut unterstützt.

Timo hat mit 16 Jahren bereits einen langen Leidensweg hinter sich. Nach zwei Klinikaufenthalten und mehreren ambulanten Behandlungsversuchen hat er sich in einer zwanghaften Essstörung dauerhaft verfangen. Er verspürt ständig den Zwang, sich zu bewegen, und muss Nahrungsmittel sammeln, die er dann aber nicht aufisst. Er ist stark untergewichtig und schmächtig, wünscht sich aber einen muskulösen und männlichen, jedoch vollkommen fettfreien Körper. Die Familie ist verzweifelt. Die Eltern möchten von einer weiteren Einweisung absehen, haben aber auch keine Hoffnung, dass ein erneuter ambulanter Therapieversuch noch helfen kann.

In der Sprechstunde versuche ich zunächst, Hoffnung zu vermitteln. Ich erkläre, dass die bisherigen Therapieversuche nicht umsonst waren, auch wenn sich der erhoffte Erfolg noch nicht eingestellt hat. Sie haben Timo am Leben erhalten und haben ihm Einsicht in seine Krankheit verschafft. Immerhin ist er freiwillig zum Gespräch mitgekommen und kann seine Gedanken und Gefühle rund um die Essstörung gut wahrnehmen und erklären. Die Zeit der Verleugnung ist vorbei.

Ich schlage vor, dass wir eine intensive ambulante Behandlung, ergänzt mit Home Treatment, durchführen. Die Familie kommt regelmäßig zu mir zu Familiengesprächen und Timo erhält Einzeltherapie bei einer Psychologin. Die Pflegefachperson lernt die Familie kennen. Sie hilft, dass Timo lernt, bei Tisch nicht mehr über das Essen zu diskutieren. Sehr eng arbeitet sie mit ihm an den zwanghaften Verhaltensmustern rund um das Thema Ernährung. Da die Einsicht bei ihm bereits gereift ist, lässt er sich gut helfen. In zäher und monatelanger Arbeit gelingt es Timo Schritt für Schritt, die Zwänge abzubauen. Durch den Ernährungsaufbau wird er stärker und darf wieder trainieren. Er ist stolz, als er nach acht Monaten ein normales Gesicht erreicht hat und langsam zum jungen Mann wird.

Warum soll ich meine Essstörung aufgeben?
Die Motivationsphase der Therapie

In der Einzeltherapie sind wir zu Beginn häufig mit Abwehr konfrontiert, insbesondere bei magersüchtigen jungen Menschen. Aber auch bei der Bulimia nervosa treten Motivationsprobleme auf. Die Betroffenen möchten zwar keine Essattacken mehr erleiden und nicht mehr erbrechen müssen. Sie sehen aber nicht ein, dass sie zur Vorbeugung der Attacken bei den Mahlzeiten genug essen müssten. Sie bestehen darauf, ihre Diät weiterzuführen, und sehen nicht, dass gerade diese Hungerphasen die Essattacken immer wieder auslösen.

Meine Erfahrung mit diesen jungen Menschen ist, dass sie in einer Zwickmühle festsitzen. Sie möchten einerseits keine Essstörung mehr haben, möchten normale Jugendliche und wieder unbeschwert wie früher sein. Andererseits haben sie fixe Grundüberzeugungen, die durch die Essstörung bestimmt sind, und wehren sich mit Händen und Füßen gegen jede Maßnahme, die dem Ernährungsaufbau dient. Fast immer sind die Jugendlichen jedoch ambivalent: Sie versperren sich der Hilfe, sehnen sich aber im tiefsten Inneren doch nach Rettung aus der Misere und suchen Halt. Die Kunst ist es, an diesen kooperativen Teil der jungen Betroffenen heranzukommen. Eine positive Erwartungshaltung der behandelnden Therapeutin bzw. des Therapeutin erweist sich in dieser Situation als hilfreich.

Die erste Phase der Behandlung dient also vor allem dem Motivationsaufbau. Hierfür benutze ich die Techniken der motivationsfördernden Gesprächsführung (Motivational Interviewing, MI).

Die MI-Grundprinzipien lassen sich hier nur in aller Kürze aufzeigen. Sie sind für die Behandlung von Suchterkrankungen entwickelt worden und in entsprechenden Manualen ausführlich nachzulesen.[71, 72] Der Erfolg der Therapie hängt bei Essstörungen genau wie bei Suchterkrankungen sehr stark von der Motivation der Betroffenen ab, weshalb motivationsfördernde Gesprächstechniken sehr hilfreich sind. Ich begegne den jungen Betroffenen mit Respekt und Empathie. Zunächst exploriere ich sehr genau ihre eigenen Wahrnehmungen und Überlegungen. Sie erfahren, dass sie selbst verantwortlich für die Veränderung ihrer inneren Einstellungen sind, und ich unterstütze sie darin, dass sie sich dies auch zutrauen. Damit wird ihr Gefühl für Selbstwirksamkeit gefördert. Auch wenn die Normalisierung der Ernährung mit Hilfe der Eltern bzw. einer Klinik erfolgt, erkläre ich ihnen genau, dass die entscheidenden Schritte zur Gesundung in ihnen selbst stattfinden müssen. Gleichzeitig wird die Tür zur Veränderung aufgestoßen, indem ich von Zeit zu Zeit Ratschläge gebe, welche neuen Verhaltensweisen und Einstellungen ausprobiert werden können. Hierbei ist es wichtig, jeweils mehrere Möglichkeiten zur Auswahl zu stellen. So behält die bzw. der Jugendliche Kontrolle über die eigenen Veränderungen und die Angst wird nicht zu groß.

Eine bekannte Technik zur Motivationsförderung ist die Aufforderung, zwei Briefe zu verfassen. Einen an die Essstörung als Freundin, im Sinne von «Liebe Anorexie/Bulimie, du bist meine Freundin, weil du …». In diesem Brief können die Betroffenen alle Vorteile der Essstörung aus ihrer Sicht darstellen. Einen zweiten Brief sollen sie an die Essstörung als Feindin verfassen und darin alle Nachteile der Essstörung beschreiben. So können sie sich mit der eigenen Ambivalenz befassen und sich in dem Dilemma weiterentwickeln.[73]

Großen Wert lege ich darauf, dass die Jugendlichen sich als Person schätzen lernen und sehen, dass sie viele ihrer positiven Eigenschaften im Moment für die falschen Ziele einsetzen. Eigenschaften wie Zielstrebigkeit und Beharrlichkeit, Sensibilität und Hilfsbereitschaft, Intelligenz und Ausdrucksfähigkeit werden benannt; sie lassen sich zur Entwicklung oder Wiederentdeckung von gesünderen Lebenszielen einsetzen.

Um zu erkennen, wie viel Raum die Essstörung im Leben beansprucht, verwende ich Kreisdiagramme. Ich bitte die Jugendlichen in einem Kreis aufzuzeichnen, wie viel Platz die verschiedenen Lebensbereiche aktuell in ihrem Leben einnehmen. Meist ergibt sich in etwa folgendes Bild:

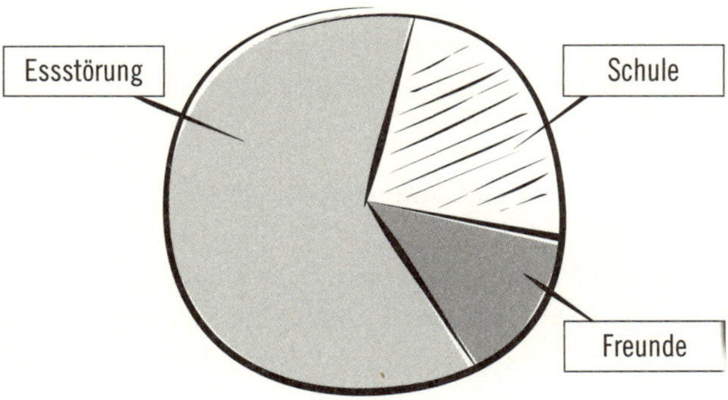

Abbildung 47: Welchen Raum nimmt die Essstörung in meinem Leben ein?

Die Betroffenen sind in der Regel selbst erschrocken darüber, wie durch die Essstörung die anderen für sie wichtigen Themen verdrängt werden und gar keinen Platz mehr haben. Hobbys und Familie bleiben häufig auf der Strecke. In einem zweiten Schritt können sie dann aufzeichnen, wie sie sich das Diagramm in einem Jahr wünschen. Welche Lebensbereiche sollen wieder mehr Raum erhalten? Meist schrumpft das Kuchenstück für die Essstörung im Wunschszenario beträchtlich.

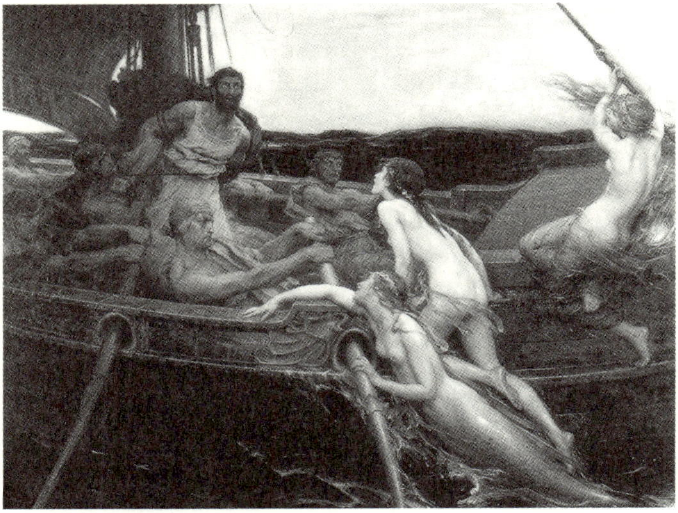

Abbildung 48: Odysseus, am Mast festgebunden, lauscht den Sirenen.
Herbert James Draper: «Ulysses and the Sirens», um 1909, Ferens Art Gallery

Die Odysseus-Sage als Analogie

Wenn Jugendliche sich verzweifelt gegen eine Behandlung wehren, dann schildere ich ihnen als Analogie die Sage von Odysseus.[74] Dieser segelt mit seinen Gefährten über die Weltmeere und erlebt vielfältige Abenteuer. Sein Schiff kommt in die Nähe der Insel der Sirenen, die mit ihrem Gesang die Seeleute betören und auf ihre Insel locken. Dort ist ihnen jedoch der sichere Tod gewiss. Odysseus weiß um diese Gefahr, möchte aber unbedingt den Gesang der Sirenen hören. Er weiß auch, dass er im entscheidenden Moment schwach werden und den Stimmen der Sirenen auf die Insel in den sicheren Tod folgen wird. Daher beschließt er auf Rat einer weisen Zauberin, sich an den Mast binden zu lassen. Die Mannschaft sollen ihre Ohren mit heißem Wachs verschließen, um der Versuchung nicht zu erliegen. Die Männer haben strikte Anweisung, ihn nicht loszubinden, bis die Sirenen außer Hörweite und somit die Gefahr vorüber ist. Dies gelingt und der Zauber verliert seine Wirkung.

So wie Odysseus bleiben die jungen Menschen mit Essstörungen Kapitän auf ihrem Schiff. Wie er sollen sie jedoch erkennen, dass sie an der Gefahr nicht vorbeikommen werden, ohne sich festbinden zu lassen. Dies geschieht durch die strengen Vorschriften und die Unterstützung bei den Mahlzeiten. Zu groß ist die Versuchung der betörenden Essstörung, die sie in den Tod zu locken versucht. Wenn sie die Gefahrenstelle passiert haben, können sie wieder das volle Kommando übernehmen. Wir nennen das eine Odysseus-Vereinbarung.

Psychotherapeutische Methoden: Was hilft?

Wir haben in Kapitel 9 gesehen, dass Anorexie und Bulimie sich wie Schwestern ähneln, aber doch verschieden sind. Beiden sowie auch den atypischen Essstörungen liegen dieselben Mechanismen zugrunde. Daher werden viele der heutigen Behandlungsprogramme transdiagnostisch, das heißt für alle Diagnosen, konzipiert und angewendet; einige der Methoden eignen sich für rein restriktive Essstörungen wie auch für die Essstörungen mit Essattacken.

Bei den Essstörungen mit Essattacken, also Bulimie und Binge Eating, hat sich sowohl bei Jugendlichen als auch bei Erwachsenen die kognitive Verhaltenstherapie als wirksam erwiesen.[75] Diese Therapie ist vielfach in Form von Manualen beschrieben worden.[76] Sie eignet sich auch zur Behandlung in Form von Selbsthilfeprogrammen, deren Wirksamkeit ebenfalls nachgewiesen wurde.[77] Ein Teil der Programme zielt auf die Etablierung regelmäßiger Mahlzeiten ab, um Essattacken zu verhindern. Es werden aber auch bestimmte Situationen im Leben der Betroffenen gesucht, die die Essattacken jeweils auslösen. Andere Module der Behandlung zielen auf die Normalisierung des Körpergefühls ab. Hierfür werden zum Beispiel Übungen vor dem Spiegel verwendet. Auch mit Videos kann gearbeitet werden. Die Betroffenen lernen, sich selbst anders wahrzunehmen und nicht abzuwerten. Zudem werden die verzerrten Gedanken und Gefühle der Betroffenen bearbeitet, die die Grundlage der Essstörung bilden.

Die 15-jährige Laura haben wir in Kapitel 7 kennengelernt. Sie leidet unter einer schweren Bulimie, die sie eineinhalb Jahre vor den Eltern versteckt hat. Als diese die Krankheit bemerken, ist zu Hause die Hölle los. Die Eltern und der Bruder können das Verhalten von Laura einfach nicht verstehen. Immer wieder sind großen Essensmengen verschwunden. Laura stiehlt sogar Geld von der Mutter, um sich Nahrungsmittel zu kaufen. Der Bruder ist wütend, dass Laura das Brot wegisst und nichts mehr zum Frühstück da ist. Die Situation eskaliert in ständigen Streits.

Zunächst arbeite ich mit der Familie daran, dass sie die Bulimie als Krankheit erkennen. Es ist nicht einfach eine «Willensschwäche» oder eine «Marotte». Es wird besprochen, wie die Eltern Laura helfen können, am Tisch wieder normale Portionen zu essen, damit der Heißhunger gegen Abend nicht so stark wird. Nach dem Essen macht die Mutter jeweils einen kurzen Spaziergang mit Laura, bei dem nicht über das Thema Essstörung gesprochen werden soll. So kann Laura von ihren Schuldgefühlen abgelenkt werden und die Beziehung wird gestärkt.

In der Einzeltherapie bei einer Psychologin werden die Situationen analysiert, die im Vorfeld der Essattacken auftreten. Laura lernt, wie die Attacken mit ihrem Essverhalten, aber auch mit ihren Emotionen zusammenhängen. Sie erarbeitet mit der Therapeutin Strategien, um sich von ihren negativen Gefühlen und Spannungszuständen abzulenken. Zudem erarbeitet sie sich eine neue Sichtweise auf ihren Körper und ihre Person als Ganzes. Sie lernt, sich selbst wertzuschätzen. Es fällt ihr weiterhin schwer, ihren Körper im Normalgewichtsbereich zu akzeptieren, aber die Essattacken und das Erbrechen kommen nur noch selten vor.

So wie bei Laura ist die Gesundung im Falle einer Essstörung oft ein langwieriger Prozess. Er fordert alle Beteiligten und benötigt viel Geduld von Seiten der Betroffenen, der Angehörigen und der Behandler. Oft geht es in kleinen, aber umso wichtigeren Schritten vorwärts.

Bei jungen Menschen mit Magersucht ist die reine kognitive Verhaltenstherapie in vielen Fällen weniger wirksam. Den Patientinnen und Patienten fehlt zu Beginn der Behandlung noch die Motivation, die Anorexie aufzugeben. Deshalb wird in diesen Fällen deutlich mehr Wert auf die Motivierungsphase gelegt, die ich im vorigen Kapitel beschrieben habe.[78] Nach meiner Erfahrung liegt bei Mädchen und Jungen mit Magersucht der weitaus schwierigste Teil der Therapie in dieser Anfangsphase. Die alleinige Einzeltherapie ist in dieser Altersgruppe nach bisherigen Erkenntnissen weniger wirksam als die beschriebene familienbasierte Therapie.

Eine viel beachtete große Studie im Erwachsenenbereich hat drei verschiedene Psychotherapiemethoden für die Behandlung der Anorexia nervosa verglichen: (1) die oben erwähnte kognitive Verhaltenstherapie nach Fairburn, bei der besonderer Wert auf die Motivierungsphase gelegt wird; (2) die fokale psychodynamische Psychotherapie, die besonderer Wert auf Beziehungen und Selbstwertthematik legt; (3) eine gewöhnliche, nicht spezialisierte Behandlungsform durch Psychotherapeutinnen und Psychotherapeuten. Die Unterschiede zwischen den Ergebnissen bei den verschiedenen Methoden waren eher gering, aber alle erwiesen sich als wirksam.[79]

Eine Erkenntnis lässt sich aus den verschiedenen Therapiestudien gewinnen: Sowohl in der Vorgehensweise als auch in der Wirksamkeit haben sich die verschiedenen Therapiemethoden der Einzeltherapie einander angenähert. Allen gemeinsam ist, dass in der ersten Phase großen Wert auf die Motivierung der Betroffenen zur Ernährungsnormalisierung zu legen ist. Im Weiteren sollen ihre Selbstwirksamkeit und ihre sozialen Beziehungen gefördert werden. Entscheidend ist der Aufbau einer therapeutischen Beziehung, die diese Schritte für die Patientinnen und Patienten erleichtert.

Was hat meine Essstörung mit mir zu tun?

Ist die Therapie fortgeschritten und eine gewisse Einsicht vorhanden, dann ist es für die meisten jungen Menschen mit Essstörungen sehr hilfreich, wenn sie ein sogenanntes «individuelles Störungsmodell» erarbeiten. Hierfür lege ich den Jugendlichen eine leere Schablone mit den Entstehungsfaktoren aus dem Ursachenmodell für Essstörungen (siehe Abbildung 24, S. 123) vor. In dieses Modell können sie in der Therapiesitzung mit Unterstützung der Therapeutin selbst eintragen, welche Faktoren bei ihnen persönlich zur Essstörung geführt haben. Diese Reflexion kann helfen, sich selbst besser zu verstehen. Wie bin ich in die Essstörung geraten? Welche gesellschaftlichen Faktoren haben mich beeinflusst? Welche meiner Eigenschaften haben verstärkend gewirkt? Was war bei mir der unmittelbare Auslöser für die Diät? Auch aufrechterhaltende Faktoren der Krankheit werden benannt und eingetragen. Mit Hilfe der Erkenntnisse aus diesem Modell lassen sich wertvolle Hinweise für die weitere Behandlung und die Rückfallprophylaxe gewinnen.

Therapiegruppen

Es ist sehr hilfreich, wenn Menschen mit Essstörungen neben der Einzeltherapie auch Gruppentherapien besuchen können. Ein wichtiger Bestandteil der Gruppentherapiesitzungen mit Jugendlichen an unserer Klinik ist die Erarbeitung einer medienkritischen Haltung. Wir setzen uns mit den Schönheitsidealen der Gesellschaft und unseren eigenen auseinander. Wir schauen uns Zeitschriften mit Models an und besprechen den Einfluss von Bildern auf unsere Wahrnehmung. Die Solidarität der Jugendlichen untereinander in diesen Gruppen kann einen wichtigen Baustein im Gesundungsprozess bilden. Dadurch, dass wir uns in den Gruppen auf gesund machende Strategien und kritische Reflexion konzentrieren, entsteht eine positive Gruppendynamik, in der sich die Jugendlichen gegenseitig auf dem Weg der Gesundung bestärken.

Körper und Kreativität: Bewegungstherapie, Entspannungstraining, Musiktherapie, Maltherapie

Essstörungen betreffen den ganzen Körper und die Seele. Für einige Patientinnen und Patienten ist es während einer längeren Erkrankung wichtig, dass sie nicht nur auf der verbalen und Verhaltensebene Therapie erfahren. Sie lernen in der Bewegungstherapie und im Entspannungstraining einen neuen Zugang zu ihrem Körper und verbessern die Selbstwahrnehmung. Sie erweitern ihre Kreativität in Musik- und Maltherapie. Einige können Gefühle besser in Bildern oder in Musik als in Worten ausdrücken. Auch Schreiben kann für einige sehr hilfreich sein, um die eigene Geschichte zu verarbeiten. Vor allem innerhalb von Stationen und Tageskliniken können solche Behandlungen zusätzlich zur Psychotherapie angeboten werden. Eine alleinige Behandlung mit solchen Methoden reicht bei einer manifesten klinischen Essstörung aber nicht aus.

Können Medikamente helfen?

Gegen Essstörungen mit Essattacken, also Bulimie und Binge Eating, gibt es ein Medikament namens Fluoxetin aus der Gruppe der Antidepressiva, das sich in Studien als wirksam erwiesen hat.[80] Es ist aber wichtig, diese Behandlung mit Verhaltenstherapie zu ergänzen, da die Wirkung der medikamentösen Behandlung gemäß der aktuellen Studienlage nicht hinreichend lange anhält.

Hingegen gibt es leider bis heute kaum ein Medikament, das bei der Anorexie nachweislich für die Gewichtszunahme hilfreich ist. Viele Versuche, die Wirksamkeit von antidepressiven und neuroleptischen Medikamenten auch im Bereich der Magersucht zu beweisen, scheiterten. Wie sich zudem zeigte, möchten Patientinnen und Patienten mit Essstörungen kaum an diesen Studien teilnehmen. Die Vorstellung, dass sie mit Hilfe eines Medikaments zunehmen könnten, macht ihnen zu große Angst. Insbesondere Medikamente, in denen bereits auf dem Beipackzettel als Nebenwirkung die Gewichtszunahme steht, werden von Menschen mit Anorexie häufig abgelehnt oder verstärken bei Einnahme die Gewichtsphobie. Eine ganz neue Studie zeigte jedoch, dass sich das Medikament Aripiprazol bei Jugendlichen mit Anorexie positiv auf die Gewichtszunahme auswirkte.[81] Neuere Untersuchungen zeigen zudem, dass sich die Kombination von Antidepressiva wie Sertralin mit einem Neuroleptikum wie Aripiprazol positiv auf die Zwanghaftigkeit bei magersüchtigen Menschen auswirken könnte.[82] Auch nach meiner klinischen Erfahrung kann in einzelnen Fällen mit dieser Kombination eine Verbesserung erzielt werden. Ob ein Medikament verordnet wird, hängt vom Einzelfall ab und muss mit den ärztlichen Behandlern besprochen werden.

Soll die Osteoporose (Knochenabbau) im Rahmen einer Essstörung mit Hormontherapie behandelt werden, wie dies bei Frauen nach der Menopause hilfreich ist? Viele Studien haben gezeigt, dass die einfache Behandlung mit Hormontabletten bei Essstörungen keinen messbaren positiven Effekt auf die Knochendichte hat. Die beste Therapie ist das Essen! Gerade bei jungen Menschen mit Essstörungen erholt sich die Knochendichte wieder, sobald sich das Gewicht normalisiert. Bei länger anhaltendem Untergewicht einer chronischen Anorexia nervosa lässt sich ein gewisser Erfolg mit Hautpflastern erzielen, die zyklisch Östrogen und Progesteron ausschütten. Dies kann bei chronischen Fällen in Erwägung gezogen werden, wenn sich das Gewicht nicht durch Ernährung normalisieren lässt.[83]

In der Klinik: Ein intensives multimodales Behandlungsprogramm

Die stationäre Therapie erfolgt in Kliniken, die auf die Behandlung von Essstörungen bei Kindern und Jugendlichen spezialisiert sind. Dies sind kinder- und jugendpsychiatrische Stationen oder besondere Abteilungen in Kinderkliniken, die psychiatrisch unterstützt werden. Ältere Jugendliche können auch in Kliniken für Erwachsene behandelt werden.

Die Prinzipien der Behandlung richten sich nach denselben Grundsätzen wie die ambulante Therapie. Ein Ernährungsaufbau und das Einüben regelmäßiger Mahlzeiten stehen zunächst im Vordergrund, um den Teufelskreislauf der Essstörungssymptomatik zu unterbrechen. Alle genannten Behandlungen können in der stationären oder tagesklinischen Behandlung intensiv durchgeführt werden. Es handelt sich um interdisziplinäre multimodale Behandlungsprogramme, bei denen viele Ansätze der Therapie zum Zuge kommen. Die Patientinnen und Patienten können zudem in Gruppentherapien und auf der Station von der Solidarität untereinander profitieren. Für die Familie ist es oft eine Entlastung, dass Fachpersonal vorübergehend die Verantwortung übernimmt, wenn die Essstörung aus dem Ruder gelaufen ist. Die Eltern sollen eng in die Behandlung einbezogen werden, da die aufrechterhaltenden Faktoren innerhalb der Familie bearbeitet werden müssen. Die Beziehungen können sich so im Laufe des Aufenthaltes entspannen.

Ziel bei Essstörungen mit Untergewicht ist eine festgelegte Gewichtszunahme von zum Beispiel 500 Gramm pro Woche, je nach Behandlungsprogramm und Einzelfall. Bei Essstörungen mit Essattacken geht es um die regelmäßige Ernährung und um Strategien, das Essen bei sich zu behalten. Meist erhalten die Betroffenen zu Beginn strenge Vorgaben für die Mahlzeiten. Im weiteren Verlauf müssen sie wieder lernen, selbst Verantwortung für die Ernährung zu übernehmen. Auch hier gilt also der Grundsatz, dass die Betroffenen sich nicht an den eigenen Haaren aus dem Sumpf ziehen können. Zunächst werden sie durch ein entschlossenes und klares Vorgehen in der Ernährung unterstützt. Parallel dazu wird die Eigenmotivation aufgebaut und an den Hintergründen der Essstörung und den Lebenszielen gearbeitet.

Bei Austritt ist der Übergang in die ambulante Nachbehandlung sorgfältig zu planen. Es ist wichtig, in Beurlaubungen zu erproben, ob die neu gelernten Verhaltensmuster auch zu Hause umsetzbar sind. In unserer Klinik können die jungen Betroffenen und ihre Familien in dieser Situation von der Unterstützung des Pflegefachpersonals des Home Treatments profitieren.

16. Liebe Therapeutinnen, liebe Therapeuten ...

Vielleicht haben Sie in der Behandlung mit jungen Menschen mit Essstörungen und deren Familie ähnliche Erfahrungen gemacht wie ich. Vielleicht fühlen Sie sich sowohl betroffen als auch gefordert durch die Dynamik des Krankheitsbildes und die gravierenden Folgen auf die Jugendlichen und die Familien. Die Behandlung junger Menschen mit Essstörungen bringt uns immer wieder an Grenzen und fordert uns besonders heraus durch die Heftigkeit, mit der die Krankheit von den Betroffenen Besitz ergreift. Ich möchte eine Lanze brechen für Menschen mit Essstörungen, die unabhängig von dem akuten krankheitsbedingten Verzweiflungszustand nach meiner Erfahrung eine Fülle in diesem Moment häufig brachliegender wertvoller Eigenschaften besitzen.

Diese jungen Menschen, die sich durch eine lebensgefährliche Krise kämpfen, verdienen Hochachtung. Sie investieren zunächst all ihre Kraft und Energie in die Essstörung und dann in den Kampf dagegen. Es sind sensible und starke Menschen, deren wertvolle und liebenswerte Persönlichkeitszüge für das Umfeld während der Zeit der Essstörung meist kaum mehr sichtbar sind. Ebenso gilt meine Bewunderung den über viele Monate, wenn nicht gar Jahre um die Gesundheit ihrer Kinder kämpfenden Familien. Diese Bewunderung ist meiner Ansicht nach eine essentielle Voraussetzung für erfolgreiche Behandlungen. Ziel der Behandlung ist es, die positive Energie, die in diesen jungen Menschen steckt, für andere Zwecke zu nutzen als für den Wettbewerb um den dünnsten Körper.

«Bei der Essstörungsbehandlung kann man so vieles falsch machen. Die Essstörungen sind hartnäckig, die Jugendlichen widerspenstig, sie manipulieren das Umfeld und unterlaufen die Behandlung. Auch die Familien unterstützen die Behandlung oft nicht richtig. Mir liegt das nicht.» Das höre ich immer wieder von jungen Kolleginnen und Kollegen, die Therapien von jungen Menschen mit Essstörung zu Recht als große Herausforderung sehen. Ich möchte aber die Kehrseite der Medaille betonen: Wer mit jungen Menschen mit Essstörungen arbeitet, kann helfen, Leben zu retten. Es gibt einige Fallstricke in der Herangehensweise der Behandler. Wenn wir diese vermeiden, dann können wir mit therapeutischem Wissen und Engagement jungen Menschen an einem entscheidenden Wendepunkt ihres Lebens wirksam helfen. Damit lässt sich unsägliches Leid für die Betroffenen und ihre Familien verhindern.

Wo liegen die Fallstricke für die Behandler?

Vorschnelle Schlussfolgerungen über die Familie
Wenn wir eine Familie kennenlernen, deren Sohn oder Tochter eine Essstörung entwickelt hat, befindet sich diese häufig an einem Tiefpunkt ihres Familienlebens. Wir beobachten nicht selten, dass die Interaktionsmuster gestört sind und die Familie nicht mehr funktioniert. Eltern üben Druck aus, sind verzweifelt, schreien die erkrankten Jugendlichen an. Mütter wirken häufig «überbesorgt» und haben kein Vertrauen in ihr Kind, weil sie sich heftige Sorgen machen. Väter wirken vielleicht verständnislos und gefühlskalt. Manche Eltern sind so verzweifelt, dass sie alle möglichen Expertinnen kontaktieren und sich überall Ratschläge holen, aber nichts davon richtig ausprobieren und durchhalten können.

Immer wieder kann es passieren, dass die Therapeutinnen vorschnelle Schlussfolgerungen ziehen, da sie den aktuellen Zustand der Familie als Ursache der Erkrankung fehlinterpretieren. Häufig sehen die Jugendlichen selbst das auch so, weil sie in den unwirksamen und ungünstigen Versuchen der Eltern, sie zum Essen zu bringen, die Ursache für ihre Essensverweigerung sehen. Die Jugendlichen verkennen, dass die Eltern erst in Aufregung geraten sind, nachdem sie angefangen haben zu hungern. Häufig sind die Auffälligkeiten in den Interaktionen viel mehr Folge als Ursache der Essstörung und die Familie funktioniert nach der Behandlung, wenn die Gefahr vorüber ist, wieder deutlich besser.

Die Familien nehmen durchaus wahr, welche Haltung und Einstellung die Behandler ihnen gegenüber zu Beginn der Therapie einnehmen. Eine fragende Haltung und Respekt vor der Macht der Essstörung, die Familienbeziehungen zu vergiften, wirken sich positiv auf das therapeutische Bündnis aus. Bedenken Sie, dass Studienergebnisse bisher nicht nachweisen konnten, dass Familien mit Essstörungen sich in der Funktion und den Beziehungen von Familien ohne Essstörungen grundsätzlich unterscheiden. Statt voreilige Schlussfolgerungen zu ziehen, sollten Therapeutinnen und Therapeuten genau nachfragen: Seit wann bestehen welche Schwierigkeiten in der Interaktion? Wer reagiert auf welche Anschuldigungen oder Verhaltensweisen? Es gilt auch, die Versuche genau zu explorieren, die die Familie bereits unternommen hat, um die Probleme zu lösen. Warum waren sie nicht erfolgreich? Oder gibt es Ausnahmen, wo es den Eltern gelungen ist, die Jugendlichen zu verstehen, und diese sich im Gespräch mit Vater oder Mutter öffnen konnten? Gibt es auch Situationen, in denen die Mahlzeiten entspannter verlaufen, und wenn ja, wie hat die Familie das geschafft? Die berühmte Frage nach den positiven Ausnahmen hilft oft, Ressourcen des familiären Bezugssystems zu entdecken.

Vorschnelle Schlussfolgerungen über die Patientin oder den Patienten

Auch bei der Beurteilung der jungen Betroffenen ist Vorsicht geboten. Sie wirken unter Umständen sehr widerspenstig und halten zwanghaft an ihrer Essstörung fest. Es scheint, als wenn sie unseren Bemühungen gegenüber überhaupt nicht zugänglich wären. Meine klinische Erfahrung zeigte mir aber über die Jahre, dass das nur bei einer sehr kleinen Minderheit der Fall ist. Die meisten der jungen Betroffenen sind ambivalent. Während sie sich vordergründig versperren und alle Argumente gegen ein Loslassen von der Essstörung anbringen, gibt es auch einen nicht auf Anhieb sichtbaren Anteil, der Hilfe sucht. Die Herausforderung liegt darin, an diesen hilfesuchenden Teil heranzukommen. Dafür braucht es häufig Geduld und Durchhaltevermögen. Ich bin immer wieder überrascht, wie sich die Persönlichkeit zu verändern scheint, wenn die jungen Menschen die Essstörung loslassen können. Erst dann zeigt sich, welches Mädchen oder welcher Junge hinter der vordergründig so dominanten Essstörungssymptomatik eigentlich steckt.

Überhäufung mit guten Ratschlägen

Immer wieder lassen wir uns dazu verleiten, auf die von der Essstörung Betroffenen einzureden und ihnen andauernd Ratschläge zu erteilen. Mit der eigenen Expertenmeinung über die Essstörung sollen Therapeutinnen und Therapeuten zwar nicht hinter dem Berg halten; die Betroffenen sind jedoch Expertinnen für sich selbst und dafür, wie die Essstörung bei ihnen ausgeprägt ist. Es ist wichtig, mit den Ratschlägen und dem Wissen über die Mechanismen der Essstörung in Gesprächen mit Betroffenen maßvoll umzugehen. Zuhören und Nachfragen muss einen ebenso großen Platz einnehmen. Besser ist es, die Betroffenen im «sokratischen Dialog» zu eigenen Erkenntnissen zu führen, als ihnen ständig die fertigen Lösungen zu präsentieren.

Sich in Diskussionen über Details verwickeln zu lassen

Wenn die Essstörung blüht, dann sind die jungen Betroffenen meist vollständig besetzt von diesem Thema. Es gelingt ihnen immer wieder, ihre Eltern sowie die Behandelnden ständig in Diskussionen um Details zu verwickeln. Es ist wichtig, dass Therapeutinnen und Therapeuten diesen Mechanismus erkennen und unterbrechen. «Ich merke, dass wir uns schon wieder in eine fruchtlose Diskussion um einzelne Mahlzeiten verstrickt haben. Dabei sollten wir uns mehr um die Gefühle kümmern, die dabei eine Rolle spielen.» Wenn sich die therapeutischen Gespräche und die Gespräche zu Hause immer wieder oberflächlich um das Essen drehen und ständig über Details und Abmachungen diskutiert wird, dann kommen die Betroffenen nicht weiter.

Den Mut zu verlieren

Manchmal lassen wir uns als Behandelnde von der Hoffnungslosigkeit der Eltern und der Betroffenen selbst anstecken. Nach längerer Krankheitsdauer fällt es uns schwer zu glauben, dass es einen Weg aus der chronischen Essstörung gibt. Die Therapeutinnen und Therapeuten müssen in diesen Situationen die Hoffnungsträger sein und den Erkrankten und ihren Angehörigen Mut machen. Hierfür müssen sie selbst überzeugt davon sein, dass es nie zu spät ist, aus den Mechanismen der Essstörung auszusteigen.

Mit zunehmender Erfahrung kennen sie auch Patientinnen und Patienten, denen dies nach langer Zeit noch gelungen ist, und gewinnen an innerer Sicherheit, dass es möglich ist. Für Familien in einer solchen Situation ist es vielleicht hilfreich, Berichte von Betroffenen zu lesen oder Dokumentationen über den Weg langjährig Erkrankter aus der Essstörung heraus anzuschauen.

Was sind die größten Herausforderungen?

Die richtige Balance zwischen Engagement für die betroffene Person und gegen die Essstörung zu finden

Als Behandler müssen wir uns in die Ängste und Nöte unserer Patientinnen und Patienten einfühlen. Bei der Essstörung handelt es sich aber – mehr als bei vielen anderen psychischen Erkrankungen – meist zunächst um eine ich-syntone Störung. Das heißt, die Betroffenen möchten ihre Krankheit primär behalten und lehnen Hilfe ab. Wir starten also oft mit einer ablehnenden oder stark ambivalenten betroffenen Person und müssen diese erst für eine Behandlung gewinnen. Wir müssen also die richtige Balance finden zwischen empathischem Zuhören und Verständnis auf der einen und Denkanstößen in Richtung Veränderung auf der anderen Seite. Die in Kapitel 15 beschriebenen Techniken des Motivational Interviewing sind dabei hilfreich. Bei jungen Betroffenen ist es nach meiner klinischen Erfahrung wichtig, gleich zu Beginn deutlich zu machen, dass die Therapeutin bzw. der Therapeut stark gegen die Essstörung engagiert ist. Gleichzeitig muss den Jugendlichen Verständnis dafür vermittelt werden, wie schwer für sie das Loslassen der Essstörung ist.

Die richtige Balance zwischen dem Auftrag der Eltern und dem Auftrag der Betroffenen zu finden

Die Situation zu Beginn einer Behandlung bei jüngeren Betroffenen stellt sich oft kontrovers dar. Die Jugendlichen möchten überhaupt keine Hilfe, während die Eltern in großer Sorge sind. Es wäre nicht ganz ehrlich, wenn die Therapeutin bzw. der Therapeut sich in dieser Situation als völlig «neutral» darstellen würde. In der ersten Phase der Behandlung nehmen die Behandler zunächst sehr stark die Sorge der Eltern auf und machen deutlich, dass aufgrund des Behandlungsauftrags der Eltern die Sache nicht fallen gelassen werden kann. In der klinischen Arbeit bewährt es sich bei minderjährigen Jugendlichen mit Essstörungen, wenn die Behandler sich zunächst ein wenig mehr auf die Seite des Anliegens der Eltern stellen. Sie bestätigen, dass tatsächlich eine Essstörung vorliegt und eine Behandlung daher unvermeidbar ist. Gleichzeitig gilt es aber im Familiengespräch auch die Anliegen der Jugendlichen aufzunehmen. Welche Verhaltensweisen in der Familie haben sich für sie als hilfreich erwiesen und welche weniger? Wo drückt sie der Schuh? In einer späteren Phase der Behandlung, sobald wieder ausreichende Mahlzeiten etabliert sind, kann die Therapeutin bzw. der Therapeut sich mehr auf die Seite der Jugendlichen begeben und ihre Bedürfnisse vermehrt aufnehmen und weiterverfolgen. Jugendliche spüren von Anfang an, ob die behandelnde Person Verständnis dafür hat, wie sehr die Essstörungssymptomatik ihr Gefühlsleben beeinträchtigt. Die Jugendlichen profitieren oft davon, wenn Behandler den Eltern vermitteln, dass die jungen Betroffenen ihre Symptome nicht «extra» produzieren und dass es sich nicht um reine «Starrköpfigkeit» handelt. Hierdurch spüren die Jugendlichen, dass wir sie verstehen und auch ein wenig auf ihrer Seite stehen – selbst wenn wir engagiert gegen die Essstörung Stellung nehmen.

17. Prognose der Essstörungen: Was wird aus den Jugendlichen?

Die gute Nachricht zuerst: Bis zu zwei Drittel der Patientinnen und Patienten mit Essstörungen können geheilt werden – je nach Alter und Schweregrad der Erkrankung. Untersuchungen zeigen, dass die Prognose bei Jugendlichen besser ist als bei Erkrankten im Erwachsenenalter. Viele durchlaufen jedoch nach einer Magersucht eine Phase mit Essattacken mit oder ohne Erbrechen, bevor die Essstörung ganz verschwindet. Durch die Verbesserung der Behandlungen ist die Sterblichkeit an den schweren Essstörungen in den letzten Dekaden gesunken.[84] Dies gibt allen Betroffenen und ihren Familien Hoffnung. Dennoch verläuft mindestens ein Drittel der schweren Essstörungen chronisch. Zudem geben über die Hälfte der geheilten Patientinnen und Patienten mit einer früheren Anorexie an, dass sie noch gelegentliche Symptome der Essstörung haben. Sie leiden immer noch unter Störungen des Körperbildes oder des Essverhaltens.[85]

Magersucht ist eine der Krankheiten mit der höchsten Todesrate bei jungen Menschen. Es gibt immer noch einen nicht unbeträchtlichen Teil der jungen Betroffenen, deren Krankheit jahrelang andauert – verbunden mit großem Leid für die Jugendlichen und ihre Familien. Gleichzeitig nimmt die Häufigkeit der Erkrankung weiter zu, insbesondere im Bereich der Anorexie bei Jugendlichen, bei atypischen Essstörungen und Essstörungen mit Essattacken. Bei der Magersucht hat sich das Erkrankungsalter nach vorne verlagert, immer jüngere Jugendliche sind betroffen.

Obwohl Jugendliche im Pubertätsalter mit Anorexie eine bessere Prognose haben als Erwachsene, verlaufen ganz frühe, schon vor der Pubertät beginnende Essstörungen häufig schwerer. Eine neue Untersuchung aus Deutschland beschreibt den Verlauf bei jungen Menschen mit Essstörung, deren Krankheit bereits vor dem 14. Geburtstag begonnen hat. Zum Untersuchungszeitpunkt nach durchschnittlich 7,5 Jahren konnten nur 41% als geheilt bezeichnet werden, 35% wiesen noch Symptome auf und bei 24%

musste das Ergebnis als schlecht beurteilt werden. Zudem waren die ehemaligen Patientinnen als Erwachsene durchschnittlich körperlich kleiner als der Durchschnitt der Bevölkerung. Sie konnten die durch die Magersucht bedingte Wachstumsstörung also nicht aufholen. Eine von 52 Jugendlichen war in jungem Alter bereits an der Krankheit verstorben.[86]

Auch bei der Bulimie sind die Behandlungsergebnisse durchwachsen. In einer umfassenden Übersicht über die Studien der letzten Jahrzehnte wurde die Erfolgsrate der Therapien gegen Essattacken und Erbrechen zusammengestellt. Insgesamt wurden 45 Vergleichsstudien untersucht. Im Ergebnis zeigten nur ca. 30% der Studienteilnehmerinnen keine Essattacken mehr, und selbst bei den erfolgreichsten Therapieformen konnten lediglich bis zu 40% geheilt werden.[87]

Es kann also keine Entwarnung gegeben werden. Die Fachleute verbessern die Behandlungen, damit diese immer effektiver werden. Es gibt Bemühungen zur Früherkennung, sodass Essstörungen früher erkannt und wirksam behandelt werden können. Aber wer kümmert sich darum, dass sich die gesellschaftliche Essstörung nicht weiter verstärkt und nicht immer neue Jugendliche in die Fänge der Essstörung treibt?

Auch die gesellschaftliche Essstörung muss behandelt werden. Nur so können wir dem Trend Einhalt gebieten, der unsere Kinder krank macht.

18. Die Behandlung der essgestörten Gesellschaft: An die Adresse der Verantwortlichen in Politik, Werbebranche, Film- und Modeindustrie

Es gibt eine Reihe von Feldern, in denen etwas getan werden muss. Wir können nicht länger tatenlos zusehen – hin und wieder einen Zeitschriftenartikel über die «ach so dünnen Models» lesen und dann zur Tagesordnung übergehen. Die Risikofaktoren für Körperunzufriedenheit, gestörtes Essverhalten und Essstörungen sind bekannt. Schlankheitsstreben, übertriebenes Diätverhalten, gestörtes Essverhalten und massive Körperunzufriedenheit bei Jugendlichen wie auch Erwachsenen sind weit verbreitet und fallen nicht vom Himmel. Junge Menschen erfinden sich ihre Schönheitsideale nicht selbst, sie finden sie in der Modewelt, Fernsehshows, Serien und den sozialen Medien. Wir alle tragen mit unserem Konsumverhalten dazu bei, dass Firmen mit ihrer Werbung solche Ideale weiter zementieren. Durch den Zweitgenerationen-Effekt werden diese Ideale in den Familien heute noch früher und nachhaltiger an die nächste Generation weitergegeben.

Ist eine Umkehr überhaupt möglich? Kann ein solcher Prozess gesteuert werden? Gesellschaftliche Schönheitsideale und Werte ändern sich über die Zeit hinweg, bisher zufälligen Modetrends folgend. Eine bewusste Einflussnahme der öffentlichen Hand und ein gezielt geförderter Gegentrend wären ein absolutes Novum.

Ich möchte hier nicht beim allgemeinen Appell an die Verantwortlichen bleiben, «etwas» zu tun gegen die allgegenwärtigen Trends in Modewelt und Werbeindustrie, die unsere Kinder krank machen. Darum beende ich dieses Kapitel mit konkreten Vorschlägen, wie die gesellschaftliche Essstörung behandelt werden kann.

Präventionsprogramme in Schulen

Kinder und Jugendliche werden am besten über die Schulen erreicht. Es sollen national lancierte Präventionsprogramme in Schulen durchgeführt werden, die den Kriterien der Wirksamkeit entsprechen. Ein fester Bestandteil dieser Programme und des allgemeinen Unterrichts muss eine fundierte und jugendgerecht aufbereitete Medienkritik sein. Junge Menschen sollen lernen, gegenüber der Bilderflut überschlanker Körper und dem mittels Photoshop inszenierten Körperdesign kritische Distanz einzunehmen. Die Inhalte müssen insbesondere auf die Risikogruppe junger Mädchen zugeschnitten sein. Sie sollen Ernährung und Bewegung in einen Kontext von Genuss, Beziehung und Lebensfreude stellen. Im Sinne von «I am me» sollen in den Kampagnen vor allem das Bewusstsein für die Vielfältigkeit menschlicher Schönheit gefördert und das Selbstbewusstsein der Jugendlichen aufgebaut werden.

Die Wirksamkeitskriterien für Präventionsprogramme in Schulen gegen gestörtes Essverhalten sind aus der Forschung bekannt und in Tabelle 3 in Kapitel 12 dargestellt. Prävention nach diesen Kriterien wirkt sowohl gegen Essstörungen als auch gegen Übergewicht. Es müssen *dos* and *don'ts* für die Adipositas-Prävention formuliert und eingehalten werden. Ein einfaches «Warnen» vor kalorienreichen Lebensmitteln und die Aufklärung über «gesunde» Ernährung kann Essstörungen begünstigen und ist weniger wirksam gegen Übergewicht als ganzheitliche Maßnahmen. Diese Erkenntnis muss die weiteren Präventionsbemühungen bestimmen. Als wirksam erwiesen haben sich darüber hinaus eine Förderung des Schulsportes sowie eines gesunden Essensangebots in Schulen und umfassende Präventionsprogramme.

Modewelt

Ein krankhaft dünner Körper darf nicht als Ideal dargestellt werden, das Jugendlichen als Vorbild dient. Die führenden Exponentinnen und Exponenten der Modeindustrie müssen sich der Verantwortung durch ihren Einfluss auf das Schönheitsideal und damit auf die Gesundheit junger Menschen bewusst werden. Sie müssen durch öffentlichen Druck und politische Entscheidungen in die Pflicht genommen werden. Wir brauchen einen Mindest-BMI für Models von 18,5. Es darf nicht mehr erlaubt sein, dass junge Frauen mit krankhaftem Untergewicht die Laufstege bevölkern. Hierbei geht es einerseits um die Gesundheit dieser Models und andererseits um die jungen Menschen, die sich davon beeinflussen lassen. Bereits seit 2006 werden bei der Mailänder Modenschau und bei den Madrider Modewochen Models mit einem BMI unter 18 ausgeschlossen. In Frankreich wurde 2015 beschlossen, den Magermodels gesetzlich Einhalt zu gebieten. Ein Verbot von Models mit BMI unter 18,5 war als Ziel formuliert. Der 2017 dazu verabschiedete Gesetzesentwurf wurde allerdings aufgrund von Protesten der Modeindustrie abgeschwächt. Ein Model benötigt nun ein alle zwei Jahre zu erneuerndes Attest, das die gesundheitliche Eignung attestiert. Ob ein Model zu dünn ist, hängt also von der ärztlichen Beurteilung ab. Zudem müssen mit Photoshop bearbeitete Modefotografien in Frankreich zukünftig deklariert werden mit dem Hinweis «photographie retouchée». Immerhin. Ein Anfang.

In Deutschland lancierte die bekannte Frauenrechtlerin Alice Schwarzer 2007 zusammen mit prominenten Politikerinnen die Kampagne «Leben braucht Gewicht – gemeinsam gegen den Schlankheitswahn». Es gelang der damaligen Gesundheitsministerin Ulla Schmidt, dass sich Vertreter der Werbe- und Modebranche freiwillig auf einen Kodex einigten. Aber was ist aus dieser Kampagne geworden? Wo ist der freiwillige Kodex? Gemäß der Charta wollten die Verantwortlichen in Zukunft «die Öffentlichkeit für ein gesundes Körperbild sensibilisieren und einen Bewusstseinswandel in Gang setzen» und damit «einen Beitrag zur Prävention von Essstörungen leisten». Dies sollte mit Hilfe der Umsetzung von elf Programmpunkten geschehen:

- einen Prozess des Umdenkens in Bezug auf geltende Schönheitsideale anregen
- sich gegen krankhafte Vorbilder extremer Magerkeit stellen
- gemeinsam mit Medien, Werbung, Wirtschaft und Politik das oft vermittelte gesundheitsschädigende Körperbild korrigieren
- ein branchenübergreifendes Engagement anregen
- betonen, dass die Darstellung eines gesunden Körperbildes und modischer Kreativität und Vielfalt keine Gegensätze darstellen
- darauf achten, dass beim Einsatz der Models ein BMI von 18,5 und ein Mindestalter von 16 nicht unterschritten werden
- sich verpflichten, keine Bilder von Magermodels zu akzeptieren und zu verbreiten
- sich für die Förderung präventiver Maßnahmen einsetzen
- zu einer europäischen Debatte beitragen und eine europäische Charta anstreben
- interne Regelungen zur Umsetzung der Charta entwickeln
- weitere Unterstützer in ihrem Umfeld suchen

Das klingt gut. Besser kann man es nicht formulieren. Der Text zeigt, dass die Verantwortlichen sich selbst in die Pflicht nehmen und sich dessen bewusst sind, dass sie in der Frage gesunder Körperideale einen Einfluss haben, der nicht zu unterschätzen ist. Aber wie sieht es mit der Umsetzung aus? Haben die Vertreter der Modeindustrie und der öffentlichen Hand, die sich so rasch auf die Charta geeinigt haben, genug getan, um dieses Bekenntnis in Taten umzusetzen? Gibt es inzwischen interne Regelungen in allen Modehäusern zur Umsetzung der Charta und was ist mit der europäischen Charta? Das Problem der untergewichtigen Models zeigt sich ungebrochen auf internationalen Modenschauen auch im deutschen Sprachraum, bei denen erfolgreiche Magermodels laufen.

Fast gleichzeitig mit der Charta lancierte das deutsche Fernsehen die vom Supermodel Heidi Klum präsentierte Sendung «Germany's next Topmodel». Vergleichen wir den Bekanntheitsgrad der Kampagne von Alice Schwarzer und dem Gesundheitsministerium mit der Bekanntheit der Topmodel-Schau von Heidi

Klum, so lässt sich unschwer erkennen: Die Sendung hat eine ganze Generation nachhaltig beeinflusst, von der Kampagne war in Deutschland weit weniger zu spüren. Nachweislich hat sich das Körpergefühl der Jugendlichen in Deutschland, wie in Kapitel 2 ausführlich dargestellt, seit 2006 deutlich verschlechtert.

Ein Mindest-BMI sollte also, da offenbar nicht allein durch einen freiwilligen Kodex der Modeindustrie erreichbar, gesetzlich auf den Weg gebracht werden. Hierdurch würden wir als Gesellschaft immerhin ein Zeichen setzen gegen den Magerwahn. Aber damit ist es nicht getan. Wenn alle Models in den Ländern mit Mindest-BMI sich krampfhaft am Limit halten müssen, gleichzeitig aber auch nicht ein Gramm mehr wiegen dürfen, um noch gebucht zu werden, ist noch wenig erreicht. Es müssen mehr Anstrengungen unternommen werden, das Schönheitsideal in der Modewelt zu verbreitern. Ein vielfältiges Schönheitsideal muss von den Verantwortlichen der Modeindustrie aktiv gefördert werden. Auch ein obligatorischer Hinweis auf Photoshop-Bearbeitung bei Modefotografien, wie in Frankreich inzwischen gesetzlich verankert, wäre ein Zeichen für junge Menschen, dass die Künstlichkeit der dargestellten Körperformen hinterfragt wird.

Die inzwischen gewachsene Plus-Size-Industrie ist eine Scheinlösung, die auf den Müllhaufen der Modegeschichte gehört. Normale BMIs als Plus-Size zu definieren und damit so gut wie alle Normalbürger in den Plus-Size-Bereich abzuschieben, befeuert Selbstzweifel junger Menschen. Weiterhin werden auch im deutschsprachigen Raum Kleidergrößen ab 40 als Plus-Size bezeichnet. Gefordert sind nicht Plus-Size-, sondern All-Size-Modenschauen. Diese sollten Models verschiedener Körperfülle und Körperformen zeigen, um die Vielfältigkeit weiblicher und männlicher Schönheit zu demonstrieren und zu verbreiten. Die Kriterien für die Auswahl von Models für diese Modenschauen sollten nicht primär im BMI liegen.

Der gute Wille ist da, wie die Charta der Modeindustrie Deutschlands zeigt. Von einer wirksamen Umsetzung sind wir noch weit entfernt. Die freiwillige Charta muss in Eckpunkten gesetzlich untermauert und die Verwirklichung der Prinzipien in der Modewelt vorangetrieben werden. Eine aktive Förderung gesunder Körperideale sieht anders aus als die heutige Praxis der international bekannten Modenschauen und Modelagenturen und das, was wir in Modezeitschriften und auf Modeplakaten aktuell zu sehen bekommen.

Werbung

Auch die Werbeindustrie muss sich ihrer Verpflichtung bewusst werden, die Gesundheit von Kindern und Jugendlichen zu fördern, anstatt sie zu gefährden. Es ist aber zu bezweifeln, dass einfache Appelle an die Verantwortlichen hier genügen. Wir brauchen eine Eindämmung der Auswüchse auch durch gesetzliche Regelungen, um als Gesellschaft ein Zeichen zu setzen gegen die gesundheitlichen Schädigungen durch Diät- und Magerwahn. Auch der gezielten Verführung Minderjähriger zum erhöhten Konsum von Süßigkeiten, um sie anschließend als Konsumenten in den Markt der Schlankheitsindustrie zu treiben, sollte Einhalt geboten werden. Ein Verbot für Süßigkeitenwerbung, die speziell auf Kinder ausgerichtet ist, wäre angezeigt. Eine Art «Jugendverträglichkeitsprüfung» für nahrungs- und gesundheitsbezogene Werbung könnte die Auswüchse der Werbung für Diätpillen und Schlankheitskuren eindämmen. Bestimmte Werbungen würden gar nicht erst zugelassen. Warum gibt es keine obligatorischen Warnhinweise auf Werbungen für Diäten und Schlankheitspillen, die zum Beispiel eine gesundheitlich bedenkliche Gewichtsabnahme von 15 Kilogramm in neun Wochen versprechen? Analog zu den Warnhinweisen auf Zigarettenschachteln («Rauchen kann tödlich sein») könnten Hinweise bei Werbungen für solche Produkte immerhin ein Zeichen setzen. Sätze wie «Diese Diät kann starke Gewichtszunahme begünstigen» oder «Dieses Diätprodukt kann zu Essstörungen führen» würden die Werbebotschaft zumindest relativieren.

Medien und Gesellschaft

Wie lässt sich das gesellschaftliche Bewusstsein nachhaltig beeinflussen? Wie kann der Stigmatisierung von übergewichtigen Menschen Einhalt geboten werden? Wie erreichen wir eine Abkehr von den inzwischen über Generationen tief verankerten überschlanken Körperidealen? Die Assoziation von schlank mit schön und erfolgreich und dick mit dumm und faul ist uns allen geläufig und wird kaum hinterfragt.

Erfolgreiche Serien werden weltweit konsumiert und sind Ausdruck gesellschaftlicher Trends. Es ist zu beobachten, dass sich die Darstellung von homosexuellen Singles, Paaren und Eltern sowie Menschen und mit Trans*identitäten in bekannten Fernsehserien parallel zur gesellschaftlichen Entstigmatisierung gewandelt hat. Denken wir an das sympathische schwule Elternpaar Bob und Lee in «Desperate Housewives» oder die Transfrau Sophia in «Orange is the new black». Obwohl hier schwer zu beurteilen ist, was Ursache und was Folge ist, lässt sich zumindest sagen, dass die positive Darstellung von Menschen mit divergierenden sexuellen und geschlechtlichen Identitäten die Entstigmatisierung begünstigt. Analog dazu brauchen wir mehr Filme und Serien mit der positiven Darstellung wohlbeleibter Menschen – nicht nur als dick und lustig, sondern als schön und erfolgreich in Liebe und Beruf. Warum sind die Helden in Jugendserien und Liebesfilmen fast nie im oberen Bereich des Normalgewichts? Warum sind die Stars rank und schlank und warum wird insbesondere die weibliche überschlanke Hauptperson so häufig von einer weniger attraktiven und dafür beleibteren Freundin begleitet? Warum ist das «hässliche Entlein» am Schluss schlank, schön und beliebt und nicht selbstbewusst, beleibt und beliebt?

Wir brauchen dringend eine «Jugendverträglichkeitsprüfung» für Fernseh-Castingshows. Der Beeinflussung junger Kinder durch krank machende Ideale müssen auch hier durch gesetzliche Rahmenbedingungen Grenzen gesetzt werden. Ein Kodex für die Produzenten solcher Sendungen analog zum Kodex für die Modeindustrie wäre ebenfalls zu befürworten. Die Verantwortlichen könnten sich zur Einhaltung gewisser Minimalstandards bei der Auswahl der jungen Kandidatinnen und Kandidaten sowie für deren Behandlung vor der Kamera einigen. Im besten Fall könnte sogar die Verbreiterung gesellschaftlicher Schönheitsideale als bewusstes Ziel in den Kodex aufgenommen werden. Würde Heidi Klum sich entschließen, in kommenden Staffeln ihrer Sendung ein vielfältigeres Körperideal und weniger an Schönheitsideale angepasste Werte und Verhaltensmuster zu promoten als bisher – ein Werbeeffekt für die Sendung und zudem ein nachhaltiger Einfluss auf den gesellschaftlichen Diskurs und die Wahrnehmung heutiger Mädchengenerationen wären ihr sicher. Liebe Heidi Klum: Ich meine das nicht als Plus-Size-Casting. Ich denke an eine Show, die die Schönheit und das Selbstbewusstsein sehr verschiedener, normaler, durchschnittlich gebauter Mädchen aus Deutschland zelebriert. Was hätten Sie dabei zu verlieren?

Wie geht es weiter?

Schlankheits- und Diätwahn sind Megatrends unserer Gesellschaft. Für eine gesellschaftliche Umkehr zum Wohle des Körpergefühls und der Gesundheit junger Menschen braucht es einen nachhaltigen politischen Willen. Kampagnen müssen nicht nur angestoßen, sondern auch umgesetzt werden. Wenn sie ungenügend wirken, sind die Maßnahmen zu überdenken und zu erweitern. Für eine Prävention sowohl in Schulen als auch in der Öffentlichkeit, die sich an den wissenschaftlich erwiesenen Wirkfaktoren von Präventionsmaßnahmen ausrichtet, muss Geld in die Hand genommen werden. Wir brauchen Ausdauer im Engagement und in der gesellschaftlichen Umsetzung auf allen Ebenen. Sowohl in der Gesetzgebung als auch im Bereich der freiwilligen Verpflichtungen seitens der Verantwortlichen zu einer Abkehr vom Schlankheitswahn liegen Möglichkeiten, den aktuellen Trend zu beeinflussen. Wir alle nehmen mit unserem Konsumverhalten Einfluss auf die Industrie. Als Vorbilder für die nächste Generation sind wir gefragt, unsere eigenen Schönheitsideale und unsere Einstellung zu Ernährung und Körper zu überdenken.

Danksagung

Ich möchte zuallererst den jungen Patientinnen und Patienten danken, mit denen ich arbeiten durfte und die mir so viel Vertrauen entgegengebracht haben, dass sie mir Einblick in ihr Leiden und in ihre Hoffnungen gegeben haben. Diese jungen Menschen haben mir zu den Einsichten verholfen, die ich in diesem Buch zusammengefasst habe. Ich danke auch den Familien, die mit viel Engagement in der Therapie mitgearbeitet haben, um ihren Kindern zu helfen, die Essstörung zu besiegen. Von ihnen habe ich gelernt, dass es viele verschiedene Wege gibt, wie Eltern ihre Kinder unterstützen können. Wir haben gemeinsam gelernt und geübt, Geduld zu haben. Ohne die Offenheit der jungen Betroffenen und ihrer Familie wäre dieses Buch nie zustande gekommen. In den Fallgeschichten habe ich Namen und Umstände so verändert, dass die Beispiele nicht auf die einzelnen Patientinnen und Patienten zurückgeführt werden können, um ihre Privatsphäre zu schützen.

Ganz besonders danke ich auch den jungen Patientinnen, die Kunstwerke zur Verfügung gestellt haben, in denen ihre Essstörung thematisiert ist und die in den Abbildungen 25–29 zu sehen sind.

Ich danke Herrn Stefan Bollmann vom Verlag C.H.Beck, der mich in der Arbeit an diesem Buch während des ganzen Prozesses unterstützt und begleitet hat. Bereits in den ersten Gesprächen über den Aufbau des Buches hat er mir wertvolle Anregungen gegeben und im Verlauf der Entstehung mit kritischen Anmerkungen und Fragen ganz wesentlich zum Gelingen des Vorhabens beigetragen.

Meiner Freundin und Arbeitskollegin Dr. med. Dominique Simone, mit der ich in unserer «Ideenwerkstatt» bereits viele gemeinsame Projektideen ausgetüftelt und verwirklicht habe, gebührt besonderer Dank. Mit ihr habe ich unsere Elternabende für Eltern von Jugendlichen mit Essstörungen entwickelt, die im Buch beschrieben sind. Sie hat mir durch das genaue Lesen des Manuskriptes mit vielen Anmerkungen, Fragen und Kommentaren geholfen. Ich danke auch meiner Freundin Sieglinde Lemke für ihre wertvollen Anregungen zum Text.

Meinen Eltern gebührt natürlich besonderer Dank (der mehrheitlich nichts mit dem Buch zu tun hat, sondern dafür, dass sie mir geholfen haben, die zu werden, die ich bin), aber auch Dank für das Lesen des Manuskriptes und für hilfreiche Fragen aus der Sicht von Menschen, die bisher mit dem Thema noch wenig zu tun hatten. Auch meinem Mann Manfred danke ich fürs «Testlesen» und fürs Bekochen (und natürlich auch noch für viel mehr) und für sein Verständnis in Zeiten, in denen ich abendlich hinter dem Manuskript verschwand.

Ich danke auch den Mitarbeitenden meines Essstörungsteams, Sandra Koenig, Mariama Soumana, Nicole Flütsch, und meinen ehemalige Mitarbeiterinnen Christiane Schräer und Nadine Hilti sowie vielen anderen Kolleginnen und Kollegen. Mit ihnen kann ich diskutieren und Projekte entwickeln. Zudem danke ich meinen Mitstreiterinnen und Mitstreitern aus dem Vorstand des Expertennetzwerks Essstörungen Schweiz. Sie alle stehen an meiner Seite im Kampf gegen die Essstörung, in dem wir um ständige Verbesserung unserer Therapiemethoden ringen.

Anmerkungen

1 Anderson, J. L., Crawford, C. B., Nadeau, J., Lindberg. J.: Was the Duchess of Windsor right? A cross-cultural review of the socioecology of ideals of female body shape. In: Ethology and Sociobiology. 1992; Band 13, S. 197–227.

2 Vandereycken, W., van Deth, R., Meermann, R.: Wundermädchen, Hungerkünstler, Magersucht. Eine Kulturgeschichte der Essstörungen. Beltz: Weinheim, Basel, Berlin 2003.

3 Herpertz-Dahlmann, B., Wille, N., Holling, H., Vloet, T. D., Ravens-Sieberer, U.: Disordered eating behaviour and attitudes, associated psychopathology and health-related quality of life: results of the BELLA study. Eur Child Adolesc Psychiatry. 2008; 17 Suppl 1:82–91.

4 Pine, K. J.: Children's perceptions of body shape: a thinness bias in pre-adolescent girls and associations with femininity. Clin Child Psychol Psychiatry. 2001; 6(4):519–536.

5 Weinberger, N. A., Kersting, A., Riedel-Heller, S. G., Luck-Sikorski, C.: Body Dissatisfaction in Individuals with Obesity Compared to Normal-Weight Individuals: A Systematic Review and Meta-Analysis. Obesity Facts. 2016; 9(6):424–441.

6 Carter, A., Forrest, J. I., Kaida, A.: Association between internet use and body dissatisfaction among young females: cross-sectional analysis of the Canadian Community Health Survey. 2017 Feb 9; 19(2).

7 Hogan, M. J., Strasburger, V. C.: Adolescent Medicine: State of the art reviews. Body image, eating disorders, and the media. 2008 Dec; 19(3): 521–546.

8 Hölling, H., Schlack, R.: Essstörungen im Kindes- und Jugendalter. Erste Ergebnisse aus dem Kinder- und Jugendgesundheitssurvey (KiGGS). Bundesgesundheitsblatt – Gesundheitsforschung – Gesundheitsschutz 2007, 50:794–799; DOI 10.1007/s00103–007–0242–6. © Springer Medizin Verlag 2007.

9 Griffiths, S., et al.: Sex differences in quality of life impairment associated with body dissatisfaction in adolescents: A population based study. Journal of Adolescent Health. 2017; 61:77–82.

10 Rice, K., et al.: Exposure to Barbie: Effects on thin-ideal internalisation, body esteem and body dissatisfaction among young girls. Body Image. 2106; 19:14–149.

11 http://www.focus.de/kultur/videos/lammily-am-start-kampfansage-an-magerpueppchen-diese-anti-barbie-hat-kleinere-brueste-und-pickel_id_4291134.html

12 Pini Züger, F.: Basisdaten zu Gesundheit und Lebensstil bei 13–16-jährigen Jugendlichen der zweiten Sekundarklassen in der Stadt Zürich, unveröffentlichte Masterthese im Rahmen des interuniversitären Weiterbildungsgangs Public Health der Universitäten Basel, Bern, Zürich 2008.

13 Hilbert, A., Ried, J., Zipfel, S., de Zwaan, M.: Stigmatisierung bei Adipositas. Adipositas 2013; 7(3):150–153.

14 Latner, J. D., Stunkard, A. J.: Getting worse: the stigmatization of obese children. Obes. Res. 2003; 11(3):452–456.

15 Hübner, C., et al.: Weight-related teasing and non-normative eating behaviors as predictors of weight loss maintenance. A longitudinal mediation analysis. Appetite. 2016; 102:25–31.

16 Bauer Media KG: BRAVO Dr.-Sommer-Studie. Liebe! Körper! Sexualität. Bauer: München 2009.

17 Internationales Zentralinstitut für das Jugend- und Bildungsfernsehen und ANAD e. V. (Hrsg.): Warum seh' ich nicht so aus? Fernsehen im Kontext von Essstörungen. München, 2016.

18 Internationales Zentralinstitut für das Jugend- und Bildungsfernsehen und ANAD e. V. (Hrsg.): Warum seh' ich nicht so aus? Fernsehen im Kontext von Essstörungen. München 2016.

19 Eine Zusammenfassung von verhältnisorientierten Ansätzen zur Adipositas-Prävention findet sich in Loss J., Leitzmann M.: Ansätze zur verhältnisorientierten Adipositasprävention bei Kindern und Jugendlichen. Bundesgerichtsblatt 2011. 54:281–289.

20 Knop, U.: Hunger & Lust. Das erste Buch zur Kulinarischen Körperintelligenz. Books on Demand GmbH: Norderstedt, 2009.

21 Fröschl, B., Haas, S., Wirl, Ch.: Prävention von Adipositas bei Kindern und Jugendlichen (Verhaltens- und Verhältnisprävention). Deutsches Institut für Medizinische Dokumentation und Information, Geschäftsbereich des Bundesministeriums für Gesundheit, Köln 2009.

22 Schnyder, U., et al.: Prävalenz von Essstörungen in der Schweiz. Schlussbericht. Bundesamt für Gesundheit: Bern, 2012.

23 Herman, C. P., Mack, D.: Restrained and unrestrained eating. Journal of Personality. 1975; 43:647–660.

24 Dulloo, A. G., Montani, J.-P.: Pathways from dieting to weight regain, to obesity and to the metabolic syndrome: an overview. Obesity reviews. 2015; 16(S1):1–6.

25 Sumithran, P., et al.: Long-term persistence of hormonal adaptations

to weight loss. New England Journal of Medicine. 2011; 365(14):1597–604.

26 Herpertz-Dahlmann, B., Wille, N., Holling, H., Vloet, T. D., Ravens-Sieberer, U.: Disordered eating behaviour and attitudes, associated psychopathology and health-related quality of life: results of the BELLA study. Eur Child Adolesc Psychiatry. 2008; 17 Suppl 1:82–91.

27 Stice, E.: Risk and maintenance factors for eating pathology: a meta-analytic review. Psychol Bull. 2002; 128(5):825–48.

28 Pitt, C. E.: Cutting through the Paleo hype: The evidence for the Palaeolithic diet. Australian Family Physician. 2016; 45(1/2):35–38.

29 Dansinger, M. L., et al.: Comparison of the Atkins, Ornish, Weight Watchers, and Zone Diets for weight loss and heart disease risk reduction. A randomized trial. ©2005 American Medical Association. All rights reserved. (Reprinted) JAMA. 2005; 293(1):43–53.

30 Azad, M. B., et al.: Nonnutritive sweeteners and cardiometabolic health: a systematic review and meta-analysis of randomized controlled trials and prospective cohort studies. Canadian Medical Association Journal. 2017; 189(28):E929–E939.

31 Geliebter, A., Aversa, A.: Emotional eating in overweight, normal weight, and underweight individuals. Eating Behaviors. 2003; 3:341–347.

32 Crum, A. J., et al.: Mind over milkshakes: mindsets, not just nutrients, determine ghrelin response. Health Psychology. 2011; 30(4):424–429.

33 Langdon-Daly, J., Serpell, L.: Protective factors against disordered eating in family systems: a systematic review of research. Journal of Eating Disorders. 2017; 5(1):12.

34 Kast-Zahn, A., Morgenroth, H.: Jedes Kind kann richtig essen. Oberstebrink Verlag: Ratingen 2004.

35 http://www.labor-limbach.de/BMI-Perzentile-und.549.0.html?&no_cache=1 (Zugriff 01.08.2017).

36 Steinhausen, H. Ch.: The outcome of anorexia nervosa in the 20th century. American Journal of Psychiatry. 2002; 159(8):1284–1293.

37 Pauli, D., Steinhausen, H.-Ch.: Ratgeber Magersucht. Informationen für Betroffene, Eltern, Lehrer und Erzieher. Hogrefe: Göttingen 2006.

38 Herpertz-Dahlmann, B., Bühren, K., Seitz, J.: Kindliche und adoleszente Anorexia nervosa. Verlauf und Bedeutung für das Erwachsenenalter. 2011; 82(9):1093–1099.

39 Pine, K. J.: Children's perceptions of body shape: a thinness bias in preadolescent girls and associations with femininity. Clin Child Psychol Psychiatry. 2001; 6(4):519–536.

40 Hölling, H., Schlack, R.: Essstörungen im Kindes- und Jugendalter. Erste Ergebnisse aus dem Kinder- und Jugendgesundheitssurvey (KiGGS).

Bundesgesundheitsblatt – Gesundheitsforschung – Gesundheitsschutz 2007, 50:794–799; DOI 10.1007/s00103-007-0242-6. © Springer Medizin Verlag 2007.
41 Pini Züger, F.: Basisdaten zu Gesundheit und Lebensstil bei 13–16-jährigen Jugendlichen der zweiten Sekundarklassen in der Stadt Zürich, unveröffentlichte Masterthese im Rahmen des interuniversitären Weiterbildungsgangs Public Health der Universitäten Basel, Bern, Zürich 2008.
42 Mensink, G. B. M., et al.: Übergewicht und Adipositas in Deutschland. Bundesgesundheitsblatt – Gesundheitsforschung – Gesundheitsschutz. 2013; 56.5–6:786–794.
43 Schnyder, U., et al.: Prävalenz von Essstörungen in der Schweiz. Schlussbericht. Bern: Bundesamt für Gesundheit, 2012.
44 He, J., et al.: Prevalence of binge and loss of control eating among children and adolescents with overweight and obesity: An exploratory meta-analysis. International Journal of Eating Disorders. 2017; 50(2):91–103.
45 Fairburn, C. G., Harrison, P. J.: Eating disorders. Lancet. 2003; 361(9355): 407–416.
46 Turner, H., Bryant-Waugh, R.: Eating disorder not otherwise specified (EDNOS): Profiles of clients presenting at a community eating disorder service. Eur Eat Disord Rev. 2004; 12:18–26.
47 Keski-Rakhonen, A., Mustelin, L.: Epidemiology of eating disorders in Europe: prevalence, incidence, comorbidity, course, consequences, and risk factors. Curr Opin Psychiatry. 2016; 29(6):340–345.
48 Van Son, G. E., et al.: Time trends in the incidence of eating disorders: A primary care study in the Netherlands. International Journal of Eating Disorders. 2006; 39:565–569.
49 Favaro, A., et al.: Time trends in age at onset of anorexia nervosa and bulimia nervosa. Journal of Clinical Psychiatry. 2009; 70(12):1715–1721.
50 Becker, A. E., Burwell, R. A., Gilman, S. E., Herzog, D. B., Hamburg, P.: Eating behaviours and attitudes following prolonged exposure to television among ethnic Fijian adolescent girls. British Journal of Psychiatry. 2002; 180:509–514.
51 Becker, A. E., et al.: Social network media exposure and adolescent eating pathology in Fiji. British Journal of Psychiatry. 2011; 198(1):43–50.
52 Chaill, S., Mussap, A. J.: Emotional reactions following exposure to idealized bodies predict unhealthy body change attitudes and behaviors in women and men. Journal of Psychosomatic Research. 2006; 62(6):631–639.
53 Loeber, S., et al.: Short-term effects of media exposure to the thin ideal in female inpatients with an eating disorder compared to female inpatients with a mood or anxiety disorder or women with no psychiatric disorder. International Journal of Eating Disorders. 2016; 49(7):708–715.

54 Tucker, T.: The great starvation experiment: Ancel Keys and the men who starved for science. University of Minnesota Press: Minneapolis, MN, 2007.

55 Shih, P. B., Woodside, D. B.: Contemporary views on the genetics of anorexia nervosa. European Neuropsychopharmacology. 2016; 26(4):663–673.

56 Bruch, H.. Der goldene Käfig. Das Rätsel der Magersucht. Fischer Verlag: Frankfurt am Main 1982.

57 Langdon-Daly, J., Serpell, L.: Protective factors against disordered eating in family systems: a systematic review of research. Journal of Eating Disorders. 2017; 5(1):12.

58 Pauli, D.: Prävention von Essstörungen. In: Rössler, W., Vladeta, A.-G. (Hrsg.): Prävention psychischer Störungen. Konzepte und Umsetzungen. Kohlhammer: Stuttgart 2014.

59 Stice, E., Shaw, H., Nathan Marti, C.: A meta-analytic review of eating disorder prevention programs: encouraging findings. Annual Reviews of Clinical Psychology. 2007; 3:207–231.

60 Pauli, D.: Prävention von Essstörungen. In: Rössler, W., Vladeta, A.-G. (Hrsg.): Prävention psychischer Störungen. Konzepte und Umsetzungen. Kohlhammer: Stuttgart 2014.

61 Gowers, S. G., et al.: A randomised controlled multicentre trial of treatments for adolescent anorexia nervosa including assessment of cost-effectiveness and patient acceptability – the TOuCAN trial. Health Technol Assess. 2010; 14(15):1–98.

62 Herpertz-Dahlmann, B., et al.: Day-patient treatment after short inpatient care versus continued inpatient treatment in adolescents with anorexia nervosa (ANDI): a multicentre, randomised, open-label, non-inferiority trial. 2014; 383(9924):1222–1229.

63 Forsberg, S., Lock, J.: Family-based treatment of child and adolescent eating disorders. Child and Adolescent Psychiatric Clinics of North America. 2015; (24):617–629.

64 Jewell, T., Blessitt, E., Stewart, C., Simic, M., Eisler, I.: Family therapy for child and adolescent eating disorders: a critical review. Family Process. 2016; 55(3):577–594.

65 Pauli, D.: Essstörungen bei Kindern und Jugendlichen. In: von Sydow, K., Borst, U. (Hrsg.): Systemische Therapie in der Praxis. Beltz: Weinheim 2018, im Druck.

66 Lock, J., Le Grange, D., Agras, W. S., Dare, C.: Treatment manual for anorexia nervosa: A family-based approach. Guilford Press: New York 2001.

67 Freudinger, A.: Eine Tütü-Torte für Elise. Kindern Magersucht erklären. Kids in Balance: Köln 2014.

68 Dare, C., Eisler, I.: A multi-family group day treatment programme for adolescent eating disorder. European Eating Disorders Review. 2000; 8(1):4–18.

69 Institut für Systemische Therapie Wien. DVD Ana Ex. Wie die Magersucht siegt und wie sie scheitert. Verlag Carl Auer.

70 Treasure, J., Smith, G., Crane, A.: Skills-based Learning for Caring for a Loved One with an Eating Disorder: The New Maudsley Method. 2nd edition. Routledge: Oxon, New York 2017.

71 Naar-King, S., Suarez, M.: Motivierende Gesprächsführung mit Jugendlichen und jungen Erwachsenen. Verlag Beltz: Weinheim 2012.

72 Miller, W. R., Rollnick, S.: Motivational interviewing. Helping people change. 3rd edition. Guilford Press: New York 2013.

73 Serpell, L., et al.: Anorexia nervosa: friend or foe? International Journal of Eating Disorders 1999; 25(2): 177–186.

74 Davidson, H., Birmingham, C. L.: Directives in anorexia nervosa. Use of the «Ulysses agreement». Eating and Weight Disorders. 2003; 8:249–252.

75 Schmidt, U.: Cognitive behavioral approaches in adolescent anorexia and bulimia nervosa. Child and Adolescent Psychiatric Clinics of North America. 2009; 18(1):147–158.

76 Legenbauer, T., Vocks, S.: Manual der kognitiven Verhaltenstherapie bei Anorexie und Bulimie. 2. Auflage. Springer Verlag: Berlin, Heidelberg 2014.

77 Fairburn, C. G.: Essattacken stoppen. Ein Selbsthilfeprogramm gegen Binge Eating. 3. Auflage. Verlag Hans Huber: Göttingen 2015.

78 Fairburn, C. G.: Kognitive Verhaltenstherapie und Essstörungen. Schattauer Verlag: Stuttgart 2012.

79 Zipfel, S., et al.: Focal psychodynamic therapy, cognitive behaviour therapy, and optimised treatment as usual in outpatients with anorexia nervosa (ANTOP study): randomised controlled trial. The Lancet. 2014; 383(9912):127–137.

80 Kotler, L. A., Devlin, M. J., Davies, M., Walsh, B. T.: An open trial of fluoxetine for adolescents with bulimia nervosa. J Child Adolesc Psychopharmacol. 2003; 13(3):329–35.

81 Frank, G. K., et al.: The partial dopamine D2 receptor agonist aripiprazole is associated with weight gain in adolescent anorexia nervosa. International Journal of Eating Disorders. 2017; 50(4):447–450.

82 Marzola, E., et al.: Atypical antipsychotics as augmentation therapy in anorexia nervosa. PloS one 10.4 (2015):e0125569.

83 Misra, M., et al.: Physiologic estrogen replacement increases bone mass density in adolescent girls with anorexia nervosa. Journal of Bone and Mineral Research. 2011; 88:5615–5623.

84 Knoll, S., Föcker, M., Hebebrand, J.: Clinical problems encountered in the treatment of adolescents with anorexia nervosa. Zeitschrift für Kinder- und Jugendpsychiatrie und Psychotherapie. 2013; 41(6):433–446.

85 Wentz, E., et al.: Adolescent-onset anorexia nervosa: 18-year outcome. British Journal of Psychiatry. 2009; 194:168–174.

86 Herpertz-Dahlmann, B., et al.: Outcome of childhood anorexia nervosa – The results of a five to ten-year follow-up study. International Journal of Eating Disorders. 2018; 51:295–304.

87 Linardon J., et al.: How many individuals achieve symptom abstinence following psychological treatments for bulimia nervosa? A meta-analytic review. International Journal of Eating Disorders. 2018; 51:287–294.

Literatur

Anderson, J. L., Crawford, C. B., Nadeau, J., Lindberg, J.: Was the Duchess of Windsor right? A cross-cultural review of the socioecology of ideals of female body shape. In: Ethology and Sociobiology. 1992; Band 13, S. 197–227.

Azad, M. B., et al.: Nonnutritive sweeteners and cardiometabolic health: a systematic review and meta-analysis of randomized controlled trials and prospective cohort studies. Canadian Medical Association Journal. 2017; 189(28):E929–E939.

Bauer Media KG: BRAVO Dr.-Sommer-Studie. Liebe! Körper! Sexualität. Bauer: München 2009.

Becker, A. E., Burwell, R. A., Gilman, S. E., Herzog, D. B., Hamburg, P.: Eating behaviours and attitudes following prolonged exposure to television among ethnic Fijian adolescent girls. Br J Psychiatry. 2002; 180:509–514

Becker, A. E., et al.: Social network media exposure and adolescent eating pathology in Fiji. British Journal of Psychiatry. 2011; 198(1):43–50.

Bruch, H.: Der goldene Käfig. Das Rätsel der Magersucht. Fischer Verlag: Frankfurt am Main 1982.

Chaill, S., Mussap, A. J.: Emotional reactions following exposure to idealized bodies predict unhealthy body change attitudes and behaviors in women and men. Journal of Psychosomatic Research. 2006; 62(6):631–639.

Carter, A., Forrest, J. I., Kaida, A.: Association between internet use and body dissatisfaction among young females: cross-sectional analysis of the Canadian Community Health Survey. 2017 Feb 9; 19(2)

Craike, M., Young, J. A., Symons, C. M., Pain, M. D., Harvey, J. T., Eime, R. M., Payne, W. R. Trends in body image of adolescent females in metropolitan and non-metropolitan regions: a longitudinal study. BMC Public Health. 2016 Nov 8; 16(1):1143.

Dansinger, M. L., et al.: Comparison of the Atkins, Ornish, Weight Watchers, and Zone Diets for weight loss and heart disease risk reduction. A randomized trial. ©2005 American Medical Association. All rights reserved. (Reprinted) JAMA. 2005; 293(1):43–53.

Dare, C., Eisler, I.: A multi-family group day treatment programme for adolescent eating disorder. European Eating Disorders Review. 2000; 8(1):4–18.

Davidson, H., Birmingham, C. L.: Directives in anorexia nervosa. Use of the «Ulysses agreement». Eating and Weight Disorders. 2003; 8:249–252.

Dulloo, A. G., Montani, J.-P.: Pathways from dieting to weight regain, to obesity and to the metabolic syndrome: an overview. Obesity reviews. 2015; 16(S1):1–6.

Fairburn, C. G.: Kognitive Verhaltenstherapie und Essstörungen. Schattauer Verlag: Stuttgart 2012.

Fairburn, C. G.: Essattacken stoppen. Ein Selbsthilfeprogramm gegen Binge Eating. 3. Auflage, Verlag Hans Huber: Göttingen 2015.

Fairburn, C. G., Harrison, P. J.: Eating disorders. Lancet. 2003; 361(9355):407–16.

Favaro, A., et al.: Time trends in age at onset of anorexia nervosa and bulimia nervosa. Journal of Clinical Psychiatry. 2009; 70(12):1715–1721.

Forsberg, S., Lock, J.: Family-based treatment of child and adolescent eating disorders. Child and Adolescent Psychiatric Clinics of North America. 2015; 24:617–629.

Frank, G. K., et al.: The partial dopamine D2 receptor agonist aripiprazole is associated with weight gain in adolescent anorexia nervosa. International Journal of Eating Disorders. 2017; 50(4):447–450.

Freudinger, A.: Eine Tütü-Torte für Elise. Kindern Magersucht erklären. Kids in Balance: Köln 2014.

Fröschl, B., Haas, S., Wirl, Ch.: Prävention von Adipositas bei Kindern und Jugendlichen (Verhaltens- und Verhältnisprävention). DIMDI: Köln 2009.

Geliebter, A., Aversa, A.: Emotional eating in overweight, normal weight, and underweight individuals. Eating Behaviors. 2003; 3:341–347.

Griffiths, S., et al.: Sex differences in quality of life impairment associated with body dissatisfaction in adolescents: A population based study. Journal of Adolescent Health. 2017; 61:77–82.

Gowers, S. G., et al.: A randomised controlled multicentre trial of treatments for adolescent anorexia nervosa including assessment of cost-effectiveness and patient acceptability – the TOuCAN trial. Health Technol Assess. 2010; 14(15):1–98.

He, J., et al.: Prevalence of binge and loss of control eating among children and adolescents with overweight and obesity: An exploratory meta-analysis. International Journal of Eating Disorders. 2017; 50(2):91–103.

Herman, C. P., Mack, D.: Restrained and unrestrained eating. Journal of Personality. 1975; 43:647–660.

Herpertz-Dahlmann, B., Wille, N., Holling, H., Vloet, T. D., Ravens-Sieberer, U.: Disordered eating behaviour and attitudes, associated psychopathology and health-related quality of life: results of the BELLA study. Eur Child Adolesc Psychiatry. 2008; 17 Suppl 1:82–91.

Herpertz-Dahlmann, B., Bühren, K., Seitz. J.: Kindliche und adoleszente

Anorexia nervosa. Verlauf und Bedeutung für das Erwachsenenalter. 2011; 82(9):1093–1099.

Herpertz-Dahlmann, B., Seitz, J., Konrad, K.: Aetiology of anorexia nervosa: from a «psychosomatic family model» to a neuropsychiatric disorder? Eur Arch Psychiatry Clin Neurosci. 2011; 261 Suppl 2:5177–5181.

Herpertz-Dahlmann, B., et al.: Day-patient treatment after short inpatient care versus continued inpatient treatment in adolescents with anorexia nervosa (ANDI): a multicentre, randomised, open-label, non-inferiority trial. 2014; 383(9924):1222–1229.

Hilbert, A., Ried, J., Zipfel, S., de Zwaan, M.: Stigmatisierung bei Adipositas. Adipositas 2013; 7(3):150–153.

Hölling, H., Schlack, R.: Essstörungen im Kindes- und Jugendalter. Erste Ergebnisse aus dem Kinder- und Jugendgesundheitssurvey (KiGGS). Bundesgesundheitsblatt – Gesundheitsforschung – Gesundheitsschutz 2007, 50:794–799; DOI 10.1007/s00103-007-0242-6. © Springer Medizin Verlag: Berlin, Heidelberg 2007.

Hogan, M. J., Strasburger, V. C.: Adolescent Medicine: State of the art reviews. Body image, eating disorders, and the media. 2008 Dec; 19(3):521–546.

http://www.labor-limbach.de/BMI-Perzentile-und.549.0.html?&no_cache=1 (Zugriff 01.08.2017).

Hübner, C., et al.: Weight-related teasing and non-normative eating behaviors as predictors of weight loss maintenance. A longitudinal mediation analysis. Appetite. 2016; 102:25–31.

Institut für Systemische Therapie Wien. DVD Ana Ex. Wie die Magersucht siegt und wie sie scheitert. Verlag Carl Auer.

Internationales Zentralinstitut für das Jugend- und Bildungsfernsehen und ANAD e.V. (Hrsg.): Warum seh' ich nicht so aus? Fernsehen im Kontext von Essstörungen. München 2016.

Jewell, T., Blessitt, E., Stewart, C., Simic, M., Eisler, I.: Family therapy for child and adolescent eating disorders: a critical review. Family Process. 2016; 55(3):577–594.

Kast-Zahn, A., Morgenroth, H.: Jedes Kind kann richtig essen. ObersteBrink Verlag: Ratingen 2004.

Keski-Rakhonen, A., Mustelin, L.: Epidemiology of eating disorders in Europe: prevalence, incidence, comorbidity, course, consequences, and risk factors. Curr Opin Psychiatry. 2016; 29(6):340–345.

Knoll, S., Föcker, M., Hebebrand, J.: Clinical problems encountered in the treatment of adolescents with anorexia nervosa. Zeitschrift für Kinder- und Jugendpsychiatrie und Psychotherapie. 2013; 41(6):433–446.

Knop, U.: Hunger & Lust. Das erste Buch zur Kulinarischen Körperintelligenz. Books on Demand GmbH: Norderstedt, 2009.

Kotler, L. A., Devlin, M. J., Davies, M., Walsh, B. T.: An open trial of fluoxetine for adolescents with bulimia nervosa. J Child Adolesc Psychopharmacol. 2003; 13(3):329–35.

Latner, J. D., Stunkard, A. J.: Getting worse: the stigmatization of obese children. Obes Res. 2003; 11(3):452–456.

Legenbauer, T., Vocks, S.: Manual der kognitiven Verhaltenstherapie bei Anorexie und Bulimie. 2. Auflage. Springer Verlag, Berlin, Heidelberg 2014.

Lock, J., Le Grange, D., Agras, W. S., Dare, C.: Treatment manual for anorexia nervosa: A family-based approach. Guilford Press: New York 2001.

Langdon-Daly, J., Serpell, L.: Protective factors against disordered eating in family systems: a systematic review of research. Journal of Eating Disorders. 2017; 5(1):12.

Loeber, S., et al.: Short-term effects of media exposure to the thin ideal in female inpatients with an eating disorder compared to female inpatients with a mood or anxiety disorder or women with no psychiatric disorder. International Journal of Eating Disorders. 2016; 49(7):708–715.

Loss, J., Leitzmann, M.: Ansätze zur verhältnisorientierten Adipositasprävention bei Kindern und Jugendlichen. Bundesgerichtsblatt 2011; 54:281–289.

Mensink, G. B. M., et al.: Übergewicht und Adipositas in Deutschland. Bundesgesundheitsblatt – Gesundheitsforschung – Gesundheitsschutz. 2013; 56.5–6:786–794.

Miller, W. R., Rollnick, S.: Motivational interviewing. Helping people change. 3rd edition. Guilford Press: New York 2013.

Misra, M., et al.: Physiologic estrogen replacement increases bone mass density in adolescent girls with anorexia nervosa. Journal of Bone and Mineral Research. 2011; 88:5615–5623.

Naar-King, S., Suarez, M.: Motivierende Gesprächsführung mit Jugendlichen und jungen Erwachsenen. Verlag Beltz: Weinheim 2012.

Pauli, D.: Prävention von Essstörungen. In: Rössler, W., Vladeta, A.-G. (Hrsg.): Prävention psychischer Störungen. Konzepte und Umsetzungen. Kohlhammer: Stuttgart 2014.

Pauli, D.: Essstörungen bei Kindern und Jugendlichen. In: von Sydow, K., Borst, U. (Hrsg.): Systemische Therapie in der Praxis. Beltz: Weinheim 2018, im Druck.

Pauli, D., Steinhausen, H.-Ch.: Ratgeber Magersucht. Informationen für Betroffene, Eltern, Lehrer und Erzieher. Hogrefe: Göttingen 2006.

Pine, K. J.: Children's perceptions of body shape: a thinness bias in pre-adolescent girls and associations with femininity. Clin Child Psychol Psychiatry. 2001; 6(4):519–536.

Pini Züger, F.: Basisdaten zu Gesundheit und Lebensstil bei 13–16-jährigen

Jugendlichen der zweiten Sekundarklassen in der Stadt Zürich, unveröffentlichte Masterthese im Rahmen des interuniversitären Weiterbildungsgangs Public Health der Universitäten Basel, Bern, Zürich 2008.

Pitt, C. E.: Cutting through the Paleo hype: The evidence for the Palaeolithic diet. Australian Family Physician. 2016; 45(1/2):35–38.

Rice, K., et al.: Exposure to Barbie: Effects on thin-ideal internalisation, body esteem and body dissatisfaction among young girls. Body Image. 2006; 19:14–149.

Schmidt, U.: Cognitive behavioral approaches in adolescent anorexia and bulimia nervosa. Child and Adolescent Psychiatric Clinics of North America. 2009; 18(1):147–158.

Schnyder, U., et al.: Prävalenz von Essstörungen in der Schweiz. Schlussbericht. Bundesamt für Gesundheit, Bern 2012.

Serpell, L., et al.: Anorexia nervosa: friend or foe? International Journal of Eating Disorders 1999; 25(2):177–186.

Shih, P. B., Woodside, D. B.: Contemporary views on the genetics of anorexia nervosa. European Neuropsychopharmacology. 2016; 26(4): 663–673.

Steinhausen, H. Ch.: The outcome of anorexia nervosa in the 20th century. American Journal of Psychiatry. 2002;1 59(8):1284–1293.

Stice, E.: Risk and maintenance factors for eating pathology: a meta-analytic review. Psychol Bull. 2002; 128(5):825–848.

Stice, E., Shaw, H., Nathan Marti, C.: A meta-analytic review of eating disorder prevention programs: encouraging findings. Annual Reviews of Clinical Psychology. 2007; 3:207–231.

Sumithran, P., et al.: Long-term persistence of hormonal adaptations to weight loss. New England Journal of Medicine. 2011; 365(14):1597–1604.

Treasure, J., Sepulveda, A. R., MacDonald, P., Whitaker, W., Lopez, C., Zabala, M., Kyriacou, O., Todd, G.: The assessment of the family of people with eating disorders. New York 2008.

Treasure, J., Smith, G., Crane, A.: Skills-based Learning for Caring for a Loved One with an Eating Disorder: The New Maudsley Method. 2nd edition. Routledge: Oxon, New York 2017.

Tucker, T.: The great starvation experiment: Ancel Keys and the men who starved for science. University of Minnesota Press: Minneapolis, MN, 2007.

Turner, H., Bryant-Waugh, R.: Eating disorder not otherwise specified (EDNOS): Profiles of clients presenting at a community eating disorder service. Eur Eat Disord Rev. 2004; 12:18–26.

Vandereycken, W., van Deth, R., Meermann, R.: Wundermädchen, Hungerkünstler, Magersucht. Eine Kulturgeschichte der Essstörungen. Verlag Beltz: Weinheim, Basel, Berlin 2003.

Weinberger, N. A., Kersting, A., Riedel-Heller, S. G., Luck-Sikorski, C.: Body Dissatisfaction in Individuals with Obesity Compared to Normal-Weight Individuals: A Systematic Review and Meta-Analysis. Obesity Facts. 2016; 9(6):424–441.

Zipfel, S., et al.: Focal psychodynamic therapy, cognitive behaviour therapy, and optimised treatment as usual in outpatients with anorexia nervosa (ANTOP study): randomised controlled trial. The Lancet. 2014; 383(9912): 127–137.

Bildnachweis

Abb. 1: © picture-alliance/dpa/lf/rh
Abb. 2: © Getty Images/Popperfoto
Abb. 3: © Getty Images/PhotoAlto/Antoine Arraou
Abb. 4: © EyeEm
Abb. 8: © shutterstock/Radu Bercan
Abb. 9: © becka.nu
Abb. 10: www.louisadellert.com, mit freundlicher Genehmigung von Louisa Dellert
Abb. 11: © Getty Images/Terry O'Neill/Iconic Images
Abb. 16: © Getty Images/Mike Albans/New York Daily News
Abb. 18: © shutterstock/Veronica Louro
Abb. 20: Aus: Kronmeyer-Hausschild, K., Wabitsch, M., Kunze, D. et al.: Monatsschrift Kinderheilkunde 149, 2001 (mit freundlicher Unterstützung der Novo Nordisk Pharma GmbH)
Abb. 21: © shutterstock/Tatyana Dzemileva

Alle übrigen Abbildungen wurden uns von der Autorin zur Verfügung gestellt.